Process Models in Occupational Therapy

プロセスモデルで読み解く作業療法

吉川ひろみ・鈴木洋介 著

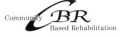

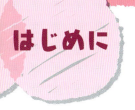
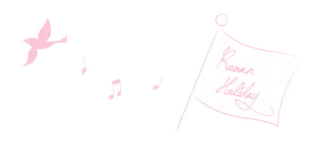

はじめに

　私にとって作業療法はわかりにくいものでした．それは私だけではなく，多くの人にとって同じで，世界中の作業療法士たちは，作業療法とは何かを自分に対して，クライエントに対して，他職種に対して，説明し続けているのです．

　作業療法の説明で困る理由の一つは，何をするかが漠然としているからです．あるクライエントにとっては編み物で，別のクライエントにとっては料理で，他のクライエントにとっては長年続けてきた仕事だったりするからです．30年くらい前から作業療法では，編み物や料理や長年続けている仕事を作業という言葉で語ることにしました．当事者にとって意味のある活動の集まりを作業と呼ぶことにしたのです．作業は環境が変われば変わるし，その人の状態が変われば変わります．その時その場所で意味のあることを行うことで，その人の健康や幸福が促進され，その環境にもよい影響があることが実証されています．

　作業療法の説明で困るもう一つの理由は，どのように作業療法を進めるかというプロセスが決まりきっていないからです．作業ができるようになるプロセスは偶発的で，その場にいる人たちの関わり方に左右されます．医療の中では診断―処方―治療を順番に行うことが常識ですが，作業療法では評価―計画―介入を順番に行わないことが多いのです．作業はやってみなければわからないことが多いし，やってみたらできたということもあります．評価しなくても介入できるし，計

画しても計画どおりにできないことが多いのです．それでも評価は必要で，成果が出たら示す必要があります．いつ評価して，いつ成果を示すのか，何をどう計画したらいいのか，作業療法のプロセスを考え続けた作業療法士たちが，アイデアをまとめ始めたのは1990年代に入ってからです．

　本書では作業療法で提案されている作業療法プロセスを説明するモデルの共通項を取り上げました．クライエントの疾患や障害，年齢，作業療法が行われる場所に関わりなく，すべての作業療法に適用できるプロセスモデルです．

　本書の前半では，映画『ローマの休日』の場面を借りて，プロセスモデルの特徴を説明しました．後半は作業療法の事例を示し，前半で記した考えと照らし合わせてみました．

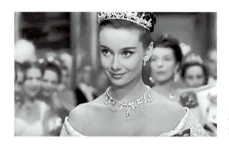

本書では映画『ローマの休日』より一部の場面を引用して掲載しております．

★映画『ローマの休日』（原題：Roman Holiday）
　1953年製作のアメリカ映画（パラマウント映画，118分）．監督：ウィリアム・ワイラー
　出演者：オードリー・ヘプバーン，グレゴリー・ペック，エディ・アルバート
　あらすじ：ヨーロッパの某国の王女アンは，イタリアのローマを表敬訪問中，窮屈な環境や分刻みのスケジュールにうんざりしてしまう．ある夜，アンはヒステリーを起こし，衝動的に城を抜け出しローマの街へ飛び出してしまう．新聞記者のジョーはアンの正体に気づき，独占取材をたくらむ．スクープの機会を伺うジョーはカメラマンで友人のアーヴィングを呼び出し，アンに付き添いローマの街を案内する．しかし，ジョーとアンは行動を共にするうちに互いに恋をしてしまう．アンは恋愛よりも自身の王女としての義務を選び，王室へ戻った．

目 次

1. 作業療法プロセスの特徴 9

1）クライエント中心 11
①作業焦点 13
②作業基盤 14

2）文脈 15
①作業の文脈 17
②作業療法が行われる文脈 19

3）協働 21

4）順不同 23

2. 評価 26

1）トップダウンアプローチ 26

2）作業 30
①面接による評価法 31
②写真やイラストを使った評価法 31
③活動リスト 33

3）作業遂行 34
①遂行 34
②社会交流 36

4）評価結果の解釈 37

5）目標と計画 40

3. 作業による介入 41

1）発達と回復を促す作業 42
①発達段階に基づく理論 42
②疾患別の治療理論 45

🚩 2）代償による作業の可能化 ━━━━━━ 48

①環境調整 ┈┈┈┈┈┈┈┈┈┈┈┈┈┈┈┈┈┈┈┈ 48

②道具の工夫 ┈┈┈┈┈┈┈┈┈┈┈┈┈┈┈┈┈┈ 51

③介助者教育 ┈┈┈┈┈┈┈┈┈┈┈┈┈┈┈┈┈┈ 52

④課題調整 ┈┈┈┈┈┈┈┈┈┈┈┈┈┈┈┈┈┈┈┈ 53

🚩 3）習得による作業の可能化 ━━━━━━ 53

①行動療法 ┈┈┈┈┈┈┈┈┈┈┈┈┈┈┈┈┈┈┈┈ 54

②コアップ ┈┈┈┈┈┈┈┈┈┈┈┈┈┈┈┈┈┈┈┈ 54

4．成果 ┈┈┈┈┈┈┈┈┈┈┈┈┈┈┈┈┈┈┈┈ 57

🚩 1）心身機能の向上 ━━━━━━━━━━━ 57

🚩 2）活動と参加の促進 ━━━━━━━━━ 58

🚩 3）作業の可能化 ━━━━━━━━━━━━ 60

🚩 4）社会の変化 ━━━━━━━━━━━━━ 62

5．リーズニング ┈┈┈┈┈┈┈┈┈┈┈┈┈ 64

🚩 1）リーズニングの種類 ━━━━━━━━ 64

①手続き的リーズニング ┈┈┈┈┈┈┈┈┈┈ 64

②叙述的リーズニング ┈┈┈┈┈┈┈┈┈┈┈┈ 65

③相互交流的リーズニング ┈┈┈┈┈┈┈┈ 66

④状況的リーズニング ┈┈┈┈┈┈┈┈┈┈┈┈ 69

⑤実際的リーズニング ┈┈┈┈┈┈┈┈┈┈┈┈ 70

⑥倫理的リーズニング ┈┈┈┈┈┈┈┈┈┈┈┈ 70

🚩 2）理論の役割 ━━━━━━━━━━━━━ 71

6．事例から学べること ┈┈┈┈┈┈┈ 74

🚩 事例1　二十日大根を育てる ━━━━━ 74

🚩 **事例2** 料理人として 79

🚩 **事例3** 食事介助を楽にするには 83

🚩 **事例4** ケアを求めているのは 87

🚩 **事例5** 安心をもたらした役割 89

🚩 **事例6** みんなでおやつ作り 92

🚩 **事例7** ホットケーキを作った後 96

🚩 **事例8** 寿司職人の気概 98

🚩 **事例9** 作業よりリハビリ 102

🚩 **事例10** 「手が動くように」と言われても 104

🚩 **事例11** そろばんの先生 107

🚩 **事例12** 日常を楽しくするには 110

🚩 **事例13** 世界を広げた SNS 113

🚩 **事例14** デイサービスで作り上げた個人の日常 117

資料

各プロセスモデルの比較 121

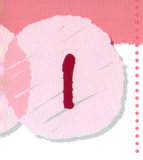

作業療法プロセスの特徴

　作業療法の特徴は，作業療法をどのように進めていくのかに現れています．

　カナダ作業療法士協会は，1980年代にクライエント中心こそが作業療法の核だと気づいてから，いろいろなモデルを開発してきました[1〜3]．その中には，作業療法のプロセスを説明するモデルもあります．当初は，1990年代に開発された作業遂行プロセスモデル（Occupational Performance Process Model, OPPM）を紹介していましたが，2007年にはカナダ実践プロセスモデル（Canadian Practice Process Model, CPPF）を発表しました[1,2]．

　アメリカの作業療法士のアン・フィッシャー（Anne Fisher）は，作業療法は名前のとおり作業を中心に展開すべきだと考えて，評価法を開発しました．クライエントが作業をするときの成熟度を数値化することに成功したのです．さらにフィッシャーは，作業の評価法を作業療法の中で有効に使うためには，作業療法の流れ全体を示すプロセスモデルが必要だと考え，1990年代に作業療法介入プロセスモデル（Occupational Therapy

---

1) Canadian Association of Occupational Therapists. Enabling occupation：An occupational therapy perspective. Ottawa ON, CAOT Publications ACE. 1997（吉川ひろみ監訳：作業療法の視点―作業ができるということ．大学教育出版，2000）
2) Townsend EA, Polatajko HJ：Enabling occupation II：Advancing an occupational therapy vision of health, well-being and justice through occupation. Ottawa ON, CAOT Publications ACE, 2007（吉川ひろみ他監訳：続・作業療法の視点：作業を通しての健康と公正．大学教育出版，2011）
3) 吉川ひろみ：カナダモデルで読み解く作業療法．シービーアール，2018

Intervention Process Model, OTIPM) を開発し，2009 年と 2019 年に改定しました[4,5]．

　アメリカ作業療法協会は 2002 年に「作業療法実践枠組み：領域とプロセス（Occupational Therapy Practice Framework：Domain and Process, OTPF)」を開発し，領域とプロセスという 2 部構成で作業療法を説明し始めました．2014 年には OTPF 第 3 版が出版されています[6,7]．

　世界作業療法士連盟は 2002 年に作業療法士になるための教育の基準を大幅に改定し，卒業の要件の一つに作業療法プロセスを理解し実行できることを挙げました．2016 年の改定では，エビデンスに基づいて作業療法を進めていくことも追加されました[8]．

　21 世紀が始まる前後に，作業療法のプロセスが理論化されたことになります．

　医療の多くの分野では，診断してから治療をします．介護においてもケアプランを立ててからサービスを提供します．的確な評価，綿密な計画，計画どおりの実行が成功の条件だと信じている人にとって，作業療法は様子が異なります．作業療法では，評価しながら成果が見えてきたり，成り行きで行われたプログラムが思いがけない成果を生んだりするのです．これは作業療法が専門家による治療，指導，援助という枠を超えたものだか

---

4) Fisher AG：Occupational Therapy Intervention Process Model：A model for planning and implementing top-down, client-centered, and occupation-based interventions. Ft. Collins, CO：Three Star Press, 2009（齋藤さわ子，吉川ひろみ監訳：作業療法介入プロセスモデル：トップダウンのクライエント中心の作業を基盤とした介入の計画と実行のためのモデル．日本 AMPS 研究会，2014）

5) Fisher AG, Marterella A：Powerful practice：A model for authentic occupational therapy. Fort Collins, CO：Center for Innovative OT Solutions, 2019

6) American Occupational Therapy Association：Occupational therapy practice framework：domain and process 3rd ed. Am J Occup Ther　68（Suppl 1)：S1-S43, 2014

7) 坂上真理：作業療法実践枠組み．吉川ひろみ編：作業療法の話をしよう．医学書院，2019

8) World Federation of Occupational Therapist：Minimum standards for education of occupational therapists revised 2016（世界作業療法士連盟「作業療法士教育の最低基準」2016 年改訂版）．http://www.wfot.org/ResourceCentre.aspx

らです．作業療法は，クライエントの人生に関わり，クライエント自身による発見を促し，みんなが作業しやすい社会を目指して行われる臨床および社会的実践なのです．

🚩 1）クライエント中心

　作業が治療になるのは，その作業がクライエントにとって意味があるからです．作業の意味を決めるのはクライエントです．

　クライエント中心の実践という言葉から，クライエントの言ったとおりに行うことだと誤解している人がいます．作業療法で主張されているクライエント中心の実践についての正しい理解と，よくある誤解を**表1**に示しました．

表1　クライエント中心の実践

正	誤
・クライエントとセラピストが協働する ・セラピストはパートナーとして提案や助言をする ・協働する相手は家族や介護者かもしれない	・クライエントに聞き，セラピストはクライエントの言うことだけをする ・セラピストは提案しない ・子どもや重度障害者には適用できない

　『ローマの休日』では，ヨーロッパの某国のアン王女がローマを訪問中に，各国の大使に挨拶をします．美しいドレスをまとい，結い上げた長い髪に飾られた輝くティアラを着けた王女の挨拶は気品高く，誰もが満足するものです．ところが，王女自身は退屈でたまらないのです．挨拶をしながら，ドレスに隠れた足を動かしていると，靴が脱げてしまいます．笑顔を続けながら，靴を履こうとしますがうまく履けません．王女として公的な場で挨拶をすることは，社会的には重要な意味のある作業です．しかし，王女自身の人生を豊かにする作業ではありません．王女に健康や幸福をも

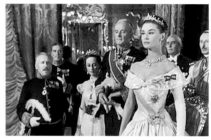
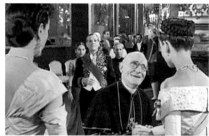
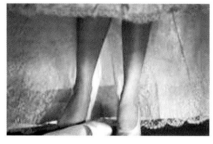

アン王女が来賓客に挨拶をしながら，ドレスの影でしびれた足を動かしていると，靴が脱げて履けなくなってしまう．

たらす作業を知るためには，王女を中心に考えていく必要があります．

　王女がクライエントだったら，作業療法士は王女に聞くでしょう．「何かやってみたいことはありますか」，「何をしているときが楽しいですか」，「もっとうまくできたらいいのにと思うことはありますか」．こうした問いに答えることができるのはクライエントです．あるいは，クライエントのことをよく知る人物です．あるいは，クライエント自身も，クライエントの周辺の人も，答えることができないかもしれません．まだ，一度も楽しいことや満足できることをした経験がなければ，自分の作業を答えることができないのです．

　クライエントがまだ自分の作業を知らない場合は，作業療法士はクライエントと一緒に作業を探していくことになります．

　宮殿で暮らすアン王女は，さまざまな作業を経験する機会が制限されていました．しかし，彼女は新聞記者と出会い，これまでしてこなかったいろいろな作業を経験することになるのです．その作業一つ一つにどのような意味があったか，それを知っているのは，やっぱりクライエントである

アン王女自身です．

　クライエントが子どもや重度の障害者である場合も，クライエントを健康や幸福に導く作業の情報を得ることができない場合があります．そんなときには，誰がクライエントかを見極める必要があります．作業療法を必要としている人，作業療法の成果を判断する人がクライエントかもしれません．クライエントは個人ではなく，家族かもしれないし，介護者かもしれないし，社会かもしれません（図1）．

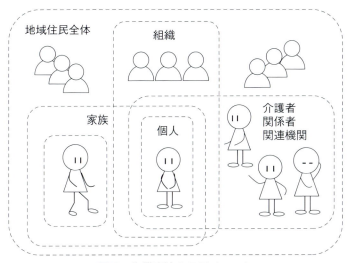

図1　作業療法のクライエント
クライエントは，診断名のついている個人，その個人と家族，介護者，関係者，関連機関などの集団，組織，地域住民全体かもしれない．

①作業焦点

　日本作業療法士協会は2018年に作業療法の定義を改定し，「作業療法は，人々の健康と幸福を促進するために，医療，保健，福祉，教育，職業などの領域で行われる，作業に焦点を当てた治療，指導，援助である．作業とは，対象となる人々にとって目的や価値を持つ生活行為を指す」としました[9]．さらに注釈として，「作業に焦点を当てた実践には，心身機能の

回復，維持，あるいは低下を予防する手段としての作業の利用と，その作業自体を練習し，できるようにしていくという目的としての作業の利用，およびこれらを達成するための環境への働きかけが含まれる」としています．作業に焦点を当てることは，作業療法の重要な特徴です．

　クライエントの作業から目をそらして作業療法を行うことはできません．クライエントの作業は何かを探り，クライエントの作業を忘れずに，作業療法を行います．

②作業基盤

　OTIPM を開発したフィッシャーは，作業療法文献の中で，作業焦点（Occupation-Focused）と作業基盤（Occupation-Based）が混同して使われていることに着目し，両者の区別を提案しています[10]．作業焦点は，作業療法士がクライエントの作業をしっかり見つめ続けることです．クライエントの作業は何かを知り，作業療法で行っていることがクライエントの作業と関連があることを確かめながら作業療法を行います．一方，作業基盤はクライエントが作業を行うことです．料理を行う必要のあるクライエントが料理をし，編み物を趣味とするクライエントが編み物をすることが作業基盤です．

　作業療法士はクライエントが作業を行っていないときにも，環境調整や自助具の作製などを行います．クライエントの作業をできるように，環境を調整し自助具を作製することは，作業焦点ではありますが作業基盤ではありません．一方，クライエントが作業を行っているときに，作業療法士

---

9) 日本作業療法士協会：作業療法の定義．http://www.jaot.or.jp/about/definition.html（参照日 2019 年 7 月 2 日）
10) Fisher AG 著，吉川ひろみ訳：作業中心，作業基盤，作業焦点：同じか，同じだったり違ったりするのか．作業療法教育研究 **13**：47-69，2013（Fisher AG：Occupation-centred, occupation-based, occupation-focused：Same, same or different? Scand J Occup Ther **20**（3）：162-173, 2013）

は心身機能障害の評価や治療をしようとしたり，クライエントの興味や性格を知ろうとしたりします．この場合，作業基盤ではありますが，作業療法士の焦点はクライエントの心身機能や特性に当たっているので，作業焦点ではありません．

作業焦点，作業基盤，作業焦点と作業基盤の両方，これらはすべて作業療法です．しかし，作業焦点でも作業基盤でもない治療は，作業療法と呼ぶことはできません．クライエントの作業を知ることもせず，クライエントが作業を行うこともない治療法は作業療法ではないのです．

⚑ 2）文脈

人は環境から逃れることができません．人が行う作業も文脈と切り離すことはできません[11]．生まれて来る時代や場所を選ぶことができない私たちが，生きている時代，地域，文化，社会，規則なども文脈に含まれます．

『ローマの休日』の主人公であるアン王女が住んでいるのは，1950年代のヨーロッパです．長年の度重なる戦争，領土の奪い合い，二度の世界大戦を引き起こし，それが終結して一段落している時代です．国際経済の競争が激化し，貿易摩擦が深刻化する前の世界です．自国を離れ，ローマを訪問したことにより，アン王女を取り巻く環境が変わりました．環境が変わると同時に，アン王女の作業も，国同士の友好と貿易推進のための活動へと変化したのです．

アン王女の日課は，他者によって決められています．いつ，どこで，誰と会うか，何を言うかも決められているのです．ネグリジェを着てベッドに入るアン王女は，パジャマを着たいと言います．着る物も自分で決めることができないのです．

11）吉川ひろみ：「作業」って何だろう．医歯薬出版，2017

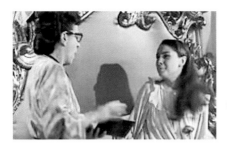

執事がスケジュールを読み上げると，アン王女は「もうやめて！」と叫ぶ．

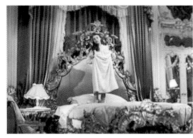
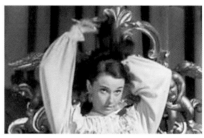

アン王女はネグリジェを不満そうにたくし上げ，「時代遅れだわ！」と言う．

　いつ，どこに生まれるかを決めることができないのだから，生きている世界の文脈によって，何をどのように行うかも決まっていて当然だと信じられている時代がありました．個人が自分のしたいことを，したいように行うことは，自分勝手でわがままだと非難される時代があり，今でもそう信じられている国や地域があります．それでも，歴史の大きな流れの中では，自分が望む教育を受け，したい仕事や趣味を行うことが，以前よりはできるようになってきています．

　1948 年に，国際連合は 30 条の世界人権宣言を発表しました[12]．その 1 年前の 1947 年には，日本国憲法に基本的人権が明記されました[13]．人は誰でも教育を受け，思想を持ち，職業を選ぶ権利があるのです．世界作業療法士連盟は，2006 年に世界人権宣言を完全に支持するという声明を

---

12) 外務省：世界人権宣言．https://www.mofa.go.jp/mofaj/gaiko/udhr/index.html
13) 衆議院：日本国憲法．http://www.shugiin.go.jp/internet/itdb_annai.nsf/html/statics/shiryo/dl-constitution.htm

出しています[14].

　人権が尊重され，民主主義が普及するようになってきたとはいえ，まだまだ改善の余地はあります．文脈は，作業を促進することもあるし，制限することもあります．

①作業の文脈

　初版の作業療法介入プロセスモデル（OTIPM）では，クライエント中心の遂行文脈を確立することから作業療法が始まると考えました[4]．2019年に改版されたOTIPMでは，作業のトランザクショナルモデルを開発し，クライエントの作業と状況的文脈の複雑な関係を強調しました[5]．作業療法を始めるためには，これから治療となる作業のことを知らなければならないからです．クライエントの作業は，クライエントがどんな人なのか（クライエント要素，時間的要素），どこに住んでいるのか（地理政治的要素，物理的環境要素），周囲にはどんな人たちがいて，どんな考えがあるのか（社会的環境要素，社会文化的要素），どんなことをして日々を過ごしているのか（課題要素），といった状況的要素が相互に影響し合って成り立っています．さらにクライエントの作業は，私たちが外から観察できる作業遂行と，クライエントの内面で起こっている作業経験と，すべての結果としての参加から成り立っています．クライエントを取り巻く文脈の中で作業は存在しているので，病院や通所施設での作業と，クライエントが住む世界での作業は異なるということを理解しなければいけません．

　クライエントの作業は，**表2**に示す要素が絡み合って生じています．クライエントの作業は7つの要素がお互いに関連し合い，混ざり合った結果として生まれてくるものです．それぞれの要素には，目に見えるものと見えないものがあります．クライエントが住む町の地形や地図上の位置，作業

14）World Federation of Occupational Therapists：Position Statement on Human Rights. 2006.　https://www.wfot.org/resources

を行うときに使う道具や材料，一緒にいる人，クライエントの体格や動作，明文化された規則などは目に見えます．一方，権力構造や経済状況，道具の使いやすさ，周囲の人々の態度や価値観，クライエントの考えや気持ち，文化的な暗黙のルールなどは目には見えません．このように，クライエントの行う作業は見えるものと見えないものの両方の影響を受けているのです．

表2　クライエントの作業に影響を与え合う要素

地理政治的要素	クライエントが暮らす地域の地理的・政治的特徴，経済状況や歴史など，社会の構造的側面を形成するもの
物理的環境要素	クライエントが生活する場所，作業を行うために必要な道具や材料
社会的環境要素	家族，友人，同僚など，クライエントと関連する人々と，その人間関係
クライエント要素	クライエントの身体，認知，心理社会的能力．日常習慣や役割，信念や価値観，優先する事柄
課題要素	クライエントがしたい，する必要がある，することを期待されている課題．その課題に必要となる場所，道具，材料
時間的要素	作業歴，現在の日課における作業，作業を行う頻度やパターン
社会文化的要素	クライエントの所属する社会における規則や生活様式．文化的に共有されている信念や価値観

『ローマの休日』のアン王女の作業の文脈を考えてみました（**表3**）．

表3　アン王女の作業に影響を与え合う要素

地理政治的要素	ヨーロッパ大陸の一国に住んでいる．近隣諸国との良好な関係を保つためには努力が必要である
物理的環境要素	宮殿に住み，執事や他の人が選んだ道具や材料，設備，空間を使用している．宮殿を抜け出してからは，目新しい物に囲まれる
社会的環境要素	宮殿では執事たちに囲まれている．宮殿を抜け出してからは，新しく出会った新聞記者たちに囲まれている
クライエント要素	青年期特有の精神的不安定さがある．身体的には健康だが，華奢な体格で，睡眠薬が効きすぎる．王女として，国の品位を保ち，外交にも貢献するという役割があるが，自由を求める気持ちがある
課題要素	王族として期待される作業として，外交に必要な挨拶，公式なイベントへの出席，王女としての服装や行動がある
時間的要素	王女として厳しい日課のある暮らしをしている．執事の目が離れる夜間は比較的自由
社会文化的要素	王女としての日課や行動，伝統や習慣など暗黙のルール，ヨーロッパにおける女性，王族として美しさ，気品ある行動が期待されている

②作業療法が行われる文脈

カナダ実践プロセス枠組み (Canadian Practice Process Framework, CPPF) では，作業療法は社会的文脈と，その社会的文脈に含まれる実践の文脈の中で行われると考えます[2,3] (**表 4**)．

表 4 社会的文脈と実践の文脈

	社会的文脈	実践の文脈
概要	作業療法が行われる社会の特徴，資源，価値観	作業療法士とクライエントが出会ってからの場所
物理的側面	自然，建築物，道具や技術	施設，家，機器，道具，材料
社会的側面	人々の態度や価値観，関係性	専門職，スタッフ，他のクライエント
文化的側面	民族や地域に共通する価値観，習慣	施設や事業所に共通する価値観，習慣
制度的側面	国，行政，職場，学校による規則や方針	施設やサービス提供機関の規則や方針

『ローマの休日』の社会的文脈は 1950 年代のヨーロッパです．世界大戦が終結したものの，東西冷戦が始まりました．大括りには，資本主義の西側と社会主義の東側とに分かれ，ローマは西側です．アン王女の国もたぶん西側だと思います．新聞記者のジョーは，アメリカの新聞社のローマ支店に勤めています．それ以前のヨーロッパは，王室や名家といった上流階級が社会のあり方を決めていたので，資本主義により商売で儲けた新しい富裕層の出現は，社会を不安定にしたかもしれません．その一方で，庶民には自由と希望をもたらしていたかもしれません．伝統を守ることと自由を求めることが，葛藤を引き起こしたことでしょう．アン王女がネグリジェではなくパジャマを着たいと言ったのは，単なる個人の好みではなく，当時の社会の葛藤を反映していたのかもしれません．

実践の文脈とは，実際に作業療法が行われる場所です．二度の世界大戦中，作業療法士は戦地の病院に派遣されたので，数が増えていました．主には怪我を負った兵士が再び軍に戻るために作業療法が行われていたのです．精神病院では，道徳療法の一環として普及した作業療法も行われてい

ました．1950 年代には，アン王女のような家出娘が作業療法のクライエントになることはなかったと考えられます．

　社会的文脈は，どんな政党が政権をとるか，どんな主張をする政治家が選挙で票を集めるかによって変わります．作業療法の実践の文脈は，法律や制度が変わったり，作業療法士の上司や勤務先の施設長が変わったりすると，変わります．日本に作業療法が導入された 1960 年代に，経済成長を背景に，教育，医療，福祉のサービスが豊かになりました．1974 年には，作業療法にも医療保険による診療報酬が算定されるようになりました．しかし，高齢者が増え，労働人口が減ると，医療費の増大を抑えなければならなくなりました．そして，2006 年には，診療報酬の項目から作業療法が消え，疾患別リハビリテーション料として算定されることになりました．2000 年に施行された介護保険法では，通所リハビリテーションや訪問リハビリテーションといった名目で，作業療法が行われることになりました．こうした作業療法が行われる実践の文脈の変化は，作業療法の内容に影響を与えます．「機能維持のための機能訓練」が行われやすくなったり，クライエントの個別の状況に合わせたプログラムが行いにくくなったりします．何を目標にするか，どんなサービスが認められるかが文脈によって制限されたり，拡大したりするのです．日本に作業療法が導入された 1960 年代と現在の社会的文脈と実践の文脈を**表 5** に示しました．

表 5　作業療法導入時の文脈と現在の文脈

	1960 年代	現在
社会的文脈	第二次世界大戦敗戦から 20 年近くが過ぎ，軍国主義国家から平和国家になった．欧米民主主義に倣った教育，医療，福祉が導入された	民主主義，資本主義国家で，少子高齢化，人口減少による経済低迷が懸念される．科学技術革新による国際交流の活発化，人工知能の活用，遺伝子治療などが進んでいる
実践の文脈	リハビリテーションの一専門技術として作業療法が紹介された．身体障害，精神障害，障害児の分野があった．医療機関で医師の指示のもとで作業療法が行われた	回復期リハビリテーション病棟などの入院施設，デイケアなどの通所施設，クライエントの居住場所への訪問，地域生活支援機関など，多様な場で作業療法が行われている

🚩 3）協働

　協働（Collaboration）は協業と言われることもありますが，協同（Cooperation）とは少し違います．作業療法における協働は，共に取り組む（work with），パートナーになる（partnership）ことと説明されています[1〜3,15]．

　『ローマの休日』では，新聞記者のジョーとカメラマンのアーヴィングが協働して，アン王女の記事を作ろうとしていました．ジョーは王女に新しい経験を導き，アーヴィングは作業の瞬間を写真で捉えます．行っていることは違っても，特ダネ記事を書くという同じ目標に向かって，取り組んでいるのです．ジョーは，アーヴィングにライター型の隠しカメラを使うことを提案します．アーヴィングはジョーに，撮影時のフラッシュを隠すよう依頼します．協働は，それぞれが自分の役割をばらばらに遂行するの

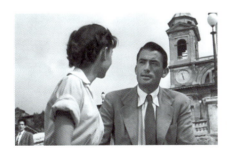

新聞記者のジョーはアン王女にどんなことをしてみたいか尋ねる．

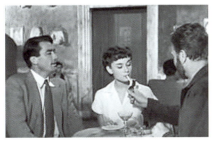

カメラマンのアーヴィングはアン王女にタバコを勧め，ライター型カメラで写真撮影．

15）吉川ひろみ：作業療法がわかる COPM・AMPS スターティングガイド．医学書院，2008

ではなく，相手の性質や技能が発揮されることを期待しながら，相互交流を続けている関係なのです．

　協働には，相互理解を基盤とした目標の共有が必要です．ジョーとアーヴィングには，宮殿を抜け出したアン王女の特ダネ記事を作るという共通の目標がありましたが，王女に恋をしてしまったジョーは記事を書くことができませんでした．決まりきった王女としての暮らしに嫌気がさして宮殿を抜け出したアン王女は，たった一日をローマで普通の女の子として過ごし，宮殿に戻って行きました．王女は，自分の社会的役割をよく理解しているのです．ジョーは，そんな王女のたった一日のローマでの休日を特ダネ記事にすることができませんでした．

　王女がジョーたちと過ごした日，新聞やテレビでは，ローマ訪問中のアン王女は急病だと報じていました．そして翌日，一日で回復した王女の記者会見が開かれました．ジョーとアーヴィングも記者会見に参加しました．ジョーは記者の一人として王女を見つめ，王女も記者の一人であるジョーを見つめます．相棒のアーヴィングはジョーの気持ちを理解し，特ダネ記事を書くためにジョーに振り回されたことを怒りはしませんでした．アーヴィングは，ローマでの思い出となる写真をこっそり王女に渡します．目標が変わっても，計画が変わっても，協働関係にある二人は，な

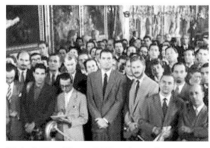 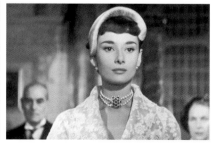

記者会見の場で，新聞記者のジョーと王女のアンはお互いを見つめ合う．アーヴィングはジョーに寄りそう．

ぜそうなったかを理解しようとし，それによりお互いが行ってきたことの意味が深まり，二人でよりよい将来になるような行動をとります．

協働関係は，目標達成のために分担された業務を遂行するのではなく，相手を尊重し合い，それぞれの考えや意見を対等に表現し合い，共に取り組んでいく関係です．

🚩 4）順不同

作業療法プロセスは，ダイナミックでインタラクティブ（流動的で相互作用的）であると表現されています[16]．作業療法プロセスは，段階を踏んで行われる一方向的なものではありません．評価と介入と成果（再評価）が順番に行われるとは限らないのです．カナダ作業遂行測定（Canadian Occupation Performance Measure, COPM）では，クライエントに，したいこと，する必要があること，するように期待されていることを聞きます[3,17]．作業を意識化しただけで，その作業ができてしまうことが時々あります（図2の左側）．病院に入院中の患者は，爪を切りたい，洗濯物を畳んで整理したいと話した後，その日のうちに，爪切りを借りて自分で爪を切り，洗濯物を畳んで整理してしまいました．翌日作業療法士が病棟を訪ねると，「やったらできた」と言いました．作業の評価をしただけで，作業ができるようになったのです．

クライエントの作業を知るためには，クライエントの関与が不可欠ですが，経験したことのない作業について，クライエントから情報を得ることはできません．クライエントに，何かの作業を経験してもらうことから作

---

16) Chisholm D, Schell BAB：Overview of the occupational therapy process and outcomes. In Schell BAB and Gillen G ed. Willard and Spackman's Occupational Therapy 13rd ed, Wolters Kluwer, Baltimore, 2019. pp.353-368

17) Canadian Occupational Performance Measure. http://www.thecopm.ca/

業療法が始まることもあります（図2の右側）．『ローマの休日』で，アン王女は初めてバイクを運転します．蛇行し危険な運転に，ジョーはすかさずバイクに飛び乗り，二人で運転することになります．王女の遂行を観察したことで，援助の必要性を判断したのです．王女はバイクに乗るという作業に興味はあるけれど，作業遂行技能は未熟だという評価を，介入中に行うことができるのです．

しかし，バイクに乗ったり，髪を切ったり，アイスクリームを食べたりする介入が，王女としての役割を果たすという成果を生むとは，介入時点

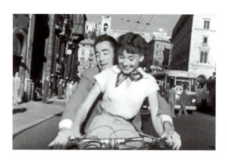

アン王女の蛇行運転に驚いたジョーがバイクに飛び乗る．

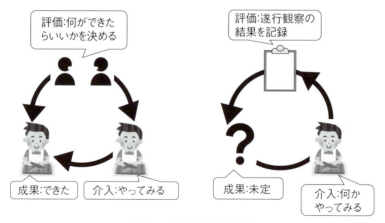

図2　作業療法は順不同
　作業療法は，評価―介入―成果（再評価）という順番に進むとは限らない．評価しただけで成果が出ることもあるし，評価と介入が同時に行われることもある．評価の前にクライエントが行っていることが介入になっていることもあり，それを評価することもある．

では予想できません．何かをやってみることは，予測できない成果につながることもあるのです[18]．

　評価と同時に成果が確認できることもあるし，さらに追加評価が必要だとわかることもあります．これは，検査結果に基づいて診断し治療する，ケアプランを立ててからサービスを提供するという一方向的な手順とは異なります．作業の成果が確認できると，さらなる作業の目標が生まれることもよくあります．評価の段階を経ることなく，作業を行う介入中に評価もでき，成果もみることができる場合もあります．評価と介入と成果が行ったり来たりして順不同になることは，作業療法プロセスの特徴の一つです．

18）吉川ひろみ編：作業療法の話をしよう　作業の力に気づくための歴史・理論・実践，医学書院，2019

2 評 価

　作業療法では，作業の評価が不可欠です．心身機能を評価しても，環境を評価しても，どんな作業がクライエントの健康と幸福につながるかはわかりません．作業療法プロセスのどこかで，クライエントの作業を知る必要があります．

🚩 1) トップダウンアプローチ

　作業療法評価におけるトップダウンアプローチが推奨されたのは，1990年代からです．クライエントの作業をトップとし，心身機能や身体構造をボトムと考えます[1]（図3）．

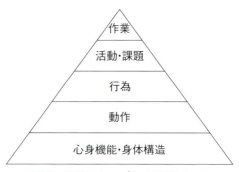

図3　作業をトップとする階層の例

---

1) 吉川ひろみ：作業療法理論確立への取組み．作業療法　13：18-23，1994

それまでの作業療法では，心身機能障害の評価が不可欠でした．心身機能障害が軽減されれば，日常生活活動ができるようになり，クライエントにとって意味のある作業もできるようになるのだと信じられていたからです．

　しかし，心身機能障害を軽減することに多大な努力を払っても，日常生活活動上の改善が見られないことがあります．心身機能障害が重度であっても，日常生活をうまくできるようにすることができるし，クライエントの作業が問題なくできる人がいます[2〜4]．クライエントの作業をできるようにするという作業療法の目標を達成するためには，作業から始めるトップダウンアプローチが有効だと気づいたのです．

　『ローマの休日』のアン王女の様子を作業療法士が評価したらどうなるでしょうか．1980年代以前の作業療法であれば，王女の身体機能に問題がないことを確認した後，王女の不調の原因は精神的な問題，たとえば青年期の移行の問題やアイデンティティの危機の状態にあると考えることで

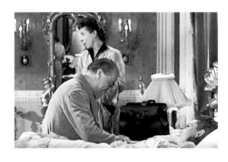

医師はアン王女に安定剤を注射するが，王女は「効き目なんかない」と言い放つ．

---

2) Fisher AG：Occupational Therapy Intervention Process Model：A model for planning and implementing top-down, client-centered, and occupation-based interventions. Ft. Collins, CO：Three Star Press, 2009（齋藤さわ子，吉川ひろみ監訳：作業療法介入プロセスモデル：トップダウンのクライエント中心の作業を基盤とした介入の計画と実行のためのモデル．日本AMPS研究会，2014）
3) 吉川ひろみ：作業療法がわかるCOPM・AMPSスターティングガイド．医学書院，2008
4) 吉川ひろみ，齋藤さわ子編：作業療法がわかるCOPM・AMPS実践ガイド．医学書院，2014

しょう．作業療法士は，王女が社会的役割を受け入れることができるような介入を考えるかもしれません．このように心身機能の評価から始めることを，ボトムアップアプローチと呼ぶことがあります．

　作業療法において作業が重視されるようになり，面接や観察などの評価によって，クライエントがしたい，する必要がある，することを期待されている作業を知ることから作業療法を始めることが増えてきました．しかし，次に心身機能を評価して，障害の軽減や病気の回復や発達の促進を目指す介入をする場合もあります．それは，トップからボトムアップアプローチと呼ばれます[2]（**表6**）.

表6　アプローチ方法の違い

トップダウン アプローチ	ボトムアップ アプローチ	トップからボトムアップ アプローチ
面接，観察，記録などから，クライエントの作業を知る	診断名などに基づいて心身機能障害を知るための検査や測定を行う	面接，観察，記録などから，クライエントの作業を知る
⇩	⇩	⇩
クライエントの作業に関連する課題の遂行を観察して分析する	評価法や観察により，日常生活動作や生活行為の問題を知る	心身機能障害を知るための検査や測定を行う 評価法や観察により，日常生活動作や生活行為の問題を知る
⇩	⇩	⇩
遂行の行為の問題の原因を解釈するために，必要な心身機能評価や環境評価を行う	動作や行為が，クライエントの作業につながると信じる	動作や行為が，クライエントの作業につながると信じる

　トップダウンアプローチで考えると，現在の王女には幸福を感じる作業がないことが問題になります．宮殿を抜け出した王女は，普通の女の子として休日を過ごすという作業をすることになりました．それはパジャマを着たり，アイスクリームを食べたり，美容院で髪をカットしたり，パーティに行ったりといった活動をすることでした．お金が足りなくて花を買うことはできなかったけれど，花屋のおじさんが花を一本プレゼントして

くれました．こうした活動の集まりが王女を幸せな気持ちにしてくれたのです．そして，夜には王女は自分から宮殿に戻り，王女としての務めを果たすようになりました．宮殿を抜け出す前の王女の精神的混乱は作業によって解消され，王女としての作業に改めて向き合い，その価値や意味を認めることができるようになったのでしょう．

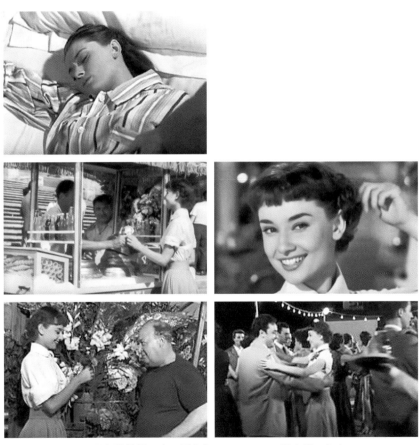

アン王女は普通の女の子としてローマで一日を過ごした．

🚩 2) 作業

　トップダウンアプローチを行うためには，まずクライエントの作業を知らなければなりません（**表7**）．作業の評価法の多くは，面接を通して行われます．面接と言っても，作業療法士が質問してクライエントが答えるという一方向的なものではありません．対話を通して，クライエントと作業療法士が協働してクライエントの作業を発見するのです．

表7　クライエントの作業を知る方法

面接	写真・絵	活動リスト	観察
クライエントと話したり，介護者など関係者と話す．作業歴を聞いたり，COPMやOSAを使うことができる	活動の写真や絵を見せることで，クライエントが自分の作業を伝えやすくなることがある．ACS，ADOC，認知症絵カードがある	活動名が書かれたリストを使って，クライエントの作業を知る．高齢者版興味チェックリスト，興味・関心チェックシートがある	クライエントの持ち物，周囲で行われている活動への態度，実際に活動を行う様子から，クライエントの作業を推測する

　面接以外にも，クライエントの作業を知る方法はあります．クライエントの服装，クライエントの持ち物，クライエントの自宅にある物品から，クライエントがどんな作業に興味があるかを推察できます．

　クライエントの作業遂行を観察することで，クライエントがその作業にどのくらい関心があるか，その作業にどのような経験があるかを知ることもできます．

　誰にとっても治療になる作業はありません．薬の効き目にも個人差はありますが，作業の効き目の個人差はとても大きいのです．旅行が好きな人にとっては，見知らぬ土地で遭遇する新しいことは，大きな魅力で人間的成長をもたらしますが，人見知りで安定を好む人にとっては，旅行は不安な気持ちを煽り，危険を招きます．

　クライエントにとって治療になりそうな作業を探すための評価法が開発されています．

①面接による評価法

作業療法開始時に入手できるクライエントの情報から，作業歴や現在の仕事や趣味がわかることがあります．作業療法の初回面接でクライエントから作業の情報を得ることもできます．

COPM

カナダ作業遂行測定（Canadian Occupational Performance Measure, COPM, シーオーピーエム）は，したいことやする必要のあること，するように周囲から期待されていることについてクライエントと話しながら決めていきます[5]．そして，それぞれの作業についてクライエントが，うまくできると思う程度，満足の程度を，10点満点中何点か決めます．COPMは，介入の前後で比較する成果指標として開発されました．COPMは20種類以上の言語に翻訳され，日本でも広く使用されています[3~5]．

OSA

作業に関する自己評価（Occupational Self Assessment, OSA, オーエスエー）は，クライエントが自分の作業をどのように捉えているかを，話しながら聞いていきます．OSAの結果から作業療法ではどこから介入を始めるかを決めることができます[6]．

②写真やイラストを使った評価法

クライエントが作業名を言うことができない，言語機能が低下していたり未発達であったりする場合には，面接評価ができません．クライエントは，写真やイラストを見ることで，自分の作業を特定できることがありま

---

5) Canadian Occupational Performance Measure． http://www.thecopm.ca/
6) Baron K, Kielhofner G, Iyenger A, et al（山田　孝，石井良和訳）：作業に関する自己評価　使用者用手引　改訂第2.1版．日本人間作業モデル研究所，2002

す.

ACS

　活動カードソート（Activity Card Sort，ACS，エーシーエス）は，活動の写真を見ながらクライエントが分類するものです．日常生活活動 20 枚，身体的負荷が重いレジャー 35 枚，身体的負荷が軽いレジャー 17 枚，社交的活動 17 枚の写真があります．60 歳以上の高齢者を想定した写真で，アメリカ作業療法協会から発行されています[7]．クライエントは，どんな活動に興味があるかを知ることができます．オリジナル版の他に病院版も開発されており，イスラエル，香港，韓国など 7 か国の国別バージョンがあります[8]．5〜14 歳の子ども用には，Pediatric Activity Card Sort（PACS）があり，カナダ作業療法士協会から発行されています[6]．青年と成人用の開発も進んでいるようです[9,10]．

ADOC

　ADOC（Aid for Decision-making in Occupation Choice，エードック）は，日本の作業療法士が開発したイラストを使った評価法です[11]．セルフケアも含み，日本文化に合った活動が選ばれています．クライエントは，95 枚の活動のイラストを，自分にとって価値がある活動とそうでない活動に振り分けます．紙媒体の他にスマートフォンなどを使って行うこともできます．子ども用の ADOC-C や，手に障害がある人のための

　7）Baum C：Activity Card Sort 2nd ed. AOTA Press, 2008.
　　　https://myaota.aota.org/shop_aota/product/1247
　8）Stroke Engine：Activity Card Sort. https://www.strokengine.ca/en/assess/acs/
　9）Mandich A, Polatajko HJ, Miller L, et al：Pediatric Activity Card Sort（PACS）. CAOT, Ottawa, 2004
10）Berg C, McCollum M, Cho E, et al：Development of the Adolescent and Young Adult Activity Card Sort. OTJR（Thorofare N J）**35**：221-231, 2015
11）ADOC：ADOC とは．http://adocproject.com/about-adoc

ADOC-H も開発されています.

認知症絵カード

　認知症絵カードは,　認知症高齢者を対象として選ばれた 70 枚の線画による絵カードを使う評価法です[12,13].　認知症高齢者には,　写真やカラフルなイラストよりも線画のほうがわかりやすいからです.

③活動リスト

　日系アメリカ人の作業療法士 Matsutsuyu が 1969 年に Interest Checklist を開発してから,　公式にも非公式にも,　さまざまな活動リストが使われてきました.　オリジナル版には 80 種類の活動が記載されており,　クライエントは興味の程度を 3 段階でチェックします[14].

高齢者版興味チェックリスト

　日本の高齢者が行う可能性の高い活動のチェックリストが作られています[15].　相撲や山菜採りなど 29 の活動について,　オリジナル版と同様に興味の程度を 3 段階でチェックします.

興味・関心チェックシート

　日本作業療法士協会が推進している生活行為向上マネジメントにおいても,　興味・関心チェックシートとして,　46 の活動があげられています.それぞれの活動について,　している,　してみたい,　興味があるという項目

---

12) 井口知也：絵カードを用いた認知症高齢者の作業評価法の作成〜絵カードの表面的妥当性の検討〜.　作業行動研究　14：237-245,　2011

13) 山田　孝,　井口知也,　小林法一：認知症高齢者の絵カード評価法（APCD）　使用者用手引書.　日本人間作業モデル研究所,　2012

14) Matsutsuyu JS：The Interest Checklist. Am J Occup Ther　23：323-328, 1969

15) 山田　孝,　石井良和,　長谷龍太郎：高齢者版興味チェックリストの作成.　作業行動研究　6：25-35,　2002

があり，クライエントがチェックします[16,17]．

🚩 3) 作業遂行

　作業には，作業名により知ることができる作業フォームの他に，実際に特定の場所で特定の作業を行うという作業遂行という側面があります．料理と一口に言っても，クライエントの料理がどのようなものかは，クライエントの遂行を見ないとわかりません．実際にクライエントが料理をすることによって，クライエント自身も自分の作業を知ることになるのです．

　作業遂行が上手にできるかどうかは，当事者の主観的判断とは別に，観察者の視点で客観的に判断することができます．

①遂行

AMPS

　私たちが日常行うさまざまな課題に共通する行為のうまさを間隔尺度として示すために開発された評価法が，運動とプロセス技能評価（Assessment of Motor and Process Skills, AMPS, アンプス）です[2〜4,18]．疲れ果てるほど努力をして，不必要に多くの場所を使ったり不要な手順で行って長い時間を要したり，危険で，多くの援助を必要とするのは遂行の質が低いということです．楽に，効率よく，安全に，自立してできるのは遂行の質が高いということです（表8）．これを数値で示すために，クライエントの遂行を観察し，運動技能16項目，プロセス技能20項目について，作業療法士が項目ごとに4段階で評定します．コンピュータソフトに

---

16) 村井千賀：生活行為向上マネジメント．吉川ひろみ編：作業療法の話をしよう．医学書院，2019
17) 日本作業療法士協会：生活行為向上マネジメント．
　　http://www.jaot.or.jp/science/MTDLP.html
18) CIOTS Japan．http://amps.xxxxxxxx.jp/

数値を入力すると，クライエントが遂行した課題難易度，技能項目の難易度，評価者の寛厳度を勘案して，運動技能とプロセス技能の各測定値が算出されます．測定値は間隔尺度なので，介入の前後だけではなく，他者の結果との比較も可能です．AMPS課題はおやつを食べるなど容易なものからチャーハンを作るなど困難なものまで120以上あります．課題が変わっても測定値を比較することができます．AMPS認定評価者であれば，評価者が変わっても測定値を比較することができます．AMPS認定評価者になるためには，世界各国で開催されている5日間の講習会を受講して評価結果を提出して，運動技能とプロセス技能の測定値を得るための評価者換算コードを取得する必要があります．

表8　作業遂行の質

質	日常課題の遂行	社会交流の遂行
高い ↑ ↓ 低い	楽に，効率よく，安全に，自立してできる（例：熟練シェフの料理） たいへんな努力をして，不必要に多くの場所を使い，不要な手順をふみ，危険で，援助が必要である（例：初めて作る料理）	丁寧で，礼儀正しく，タイミングよく，成熟している（例：ホテルでの接客） 無愛想で，無礼で，タイミングがずれ，未熟である（例：非社交的な思春期の青年の挨拶）

DPA

　COPMは，クライエント自身が自分の遂行を10点満点で評価しますが，ダイナミック遂行分析（Dynamic Performance Analysis, DPA, ディーピーエー）は，作業療法士がクライエントの遂行を観察して10点満点で評価する方法です．CO-OP（Cognitive Orientation to daily Occupational Performance, コアップ）というクライエント中心の介入方法の評価法として開発されました．COPMで特定された作業を観察するときに，いくつかの工程に分け，工程ごとに遂行がうまくできているかどうかを，作業療法士が10点満点で点数をつけます．介入の前後の点数

を比較することで，成果指標にもなります．AMPS のように観察する課題が決まっているわけではなく，評定マニュアルもありません．COPM であがった作業を観察して，評価者の主観で評定します[19,20]．

②社会交流

ESI

生活の中には一人で行う作業だけではなく，他者との交流を必要とする作業が多くあります．社会交流評価（Evaluation of Social Interaction，ESI，イーエスアイ）は，情報や物のやりとり，共同制作，世間話といった課題中の社会交流の質を数値で示す評価法です[2,4,18]．相手を尊重して丁寧でタイミングよく交流できるのは，社会交流の質が高いということです（**表8**）．相手を無視したり気分を悪くさせたりタイミングが悪い交流は，社会交流の質が低いということです．成熟した成人は社会交流の質が高く，幼児や対人トラブルを起こしやすい人は社会交流の質が低いのです．クライエントを観察して，作業療法士が言葉のわかりやすいさや反応の仕方など 27 項目について 4 段階で評定します．コンピュータソフトに数値を入力すると，社会交流の技能項目の難易度，評価者の寛厳度を勘案して，社会交流の測定値が算出されます．ESI は，AMPS と同様の経緯で開発されているので，測定値は間隔尺度で，介入の前後だけではなく，他者の結果との比較も可能です．評価者が変わっても，観察場面が違っても，社会交流の測定値を比較することができます．

ACIS

コミュニケーションと社会交流技能評価（Assessment of Communi-

---

19) International CO-OP Academy：The CO-OP approach. http://co-opacademy.ca/
20) Dawson DR, McEwen SE, Polatajko HJ（eds.）：Cognitive Orientation to daily Performance in Occupational Therapy. Bethesda, MD：AOTA Press, 2017

cation and Interaction Skills, ACIS, エーシス）は，クライエントの社会交流場面を観察して，作業療法士が 23 項目について 4 段階で評定します[21]．

4) 評価結果の解釈

　作業療法士は，評価をしながら解釈をすることがあります．クライエントから作業の話を聞きながら，なぜその作業がクライエントにとって大切なのか，その作業ができないことがクライエントの役割や環境や将来にどのような影響があるのか，わかることがあります．

　『ローマの休日』に登場するアン王女の執事が作業療法士に相談する場面を想像してみました．

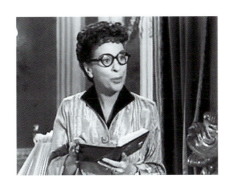

執事「王女さまは疲れているんだと思います」
作業療法士「いつ，そのように思いましたか」
執事「私が明日の会合の予定を話しているときに，うわの空でした．急に
　　　泣き出してベッドに突っ伏してしまいました．明日の会合できちん

---

21) Forsyth K, Salamy M, Simmon S, et al（山田　孝訳）：コミュニケーションと交流技能評価　使用者用手引，日本人間作業モデル研究所，2004

と務められるか心配です」

作業療法士「王女さまは，いつもは翌日の予定を熱心に聞くのですか」

執事「そうでもありませんね，最近は，別にしたいことがあるのでしょう
　　ね」

作業療法士「王女さまがしたいことは何でしょう」

執事「普通の女の子の暮らしなんでしょうね．ネグリジェなんておばあさ
　　んが着るものだ，パジャマを着たい，なんて言ってましたから」

作業療法士「王女さまは，パジャマを着ることはできないんですか」

執事「王女さまですもの，パジャマはだめです．最高級のネグリジェを着
　　ているんですよ」

作業療法士「でも，王女さまはその最高級のネグリジェを好きではないの
　　ですよね．寝るときくらい普通の女の子のようにしてもいいのでは
　　ないですか」

執事「そうですね．それで王女さまの気持ちが，少しは晴れるかもしれな
　　いですね」

　作業療法士は，執事からの情報により，アン王女には，会合などで務め
を果たすという周囲から期待されている作業ができない，パジャマを着る
というしたい作業ができないという問題があると理解することができま
す．また，王女の作業の問題を引き起こしているのは，王女の環境である
かもしれないと考えることができます．外から与えられた役割，伝統，周
囲からの期待と，王女が望む作業が合っていないために，この状況が生じ
ているのではないか，自分で選んだパジャマを着て眠るなど自由にできる
作業があれば，会合で務めを果たす作業に対して前向きに取り組むように
なるのではないか，などと考えることができます．

　クライエントの遂行を観察すれば，クライエントは何がうまくできて，
何がうまくできないかがわかり，その理由は何かを推測できます．

『ローマの休日』の新聞記者のジョーは，上司にも怒られているし，家賃も滞納しています．仕事がうまくいっているようには見えません．映画の中のジョーの仕事ぶりは，理由を言わずに借金をお願いしたり，相手が都合の悪いことを話そうとすると足を引っ掛けて転ばせたりします．特ダネ記事を書くはずが，王女に恋をしてしまい，王女を困らせるようなことになる記事を書けなくなってしまいました．ジョーは，正しい順序で物事を進めたり，課題の目標に留意し続けることがうまくできないのです．背が高くて，ハンサムで，言葉も流暢なのに，遂行技能や社会交流技能に問題があるのです．

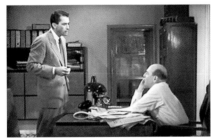

上司に遅刻を誤魔化すために嘘をつくがバレてしまう．

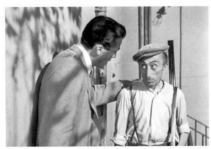

大家に借金を頼むが断られる．さらに家賃の滞納を怒られる．

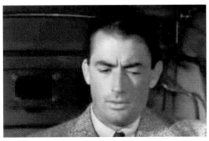

アン王女をスクープするはずが，王女に恋してしまう．

事前の知識や追加情報から，評価結果を解釈することもあります．クライエントに医学的診断がついている場合には，予後や治療法に関する情報が，作業の問題の原因を解釈するために重要となることがあります．クライエントの周囲の人々の態度や価値観，環境についての情報は，クライエントの作業の問題を解釈するために，常に重要です．

🚩 5) 目標と計画

評価結果に基づいて目標を決めることができます．面接や絵カードを使ってクライエントの作業を知ることができたからといって，その作業をできるようにすることが作業療法の目標となるわけではありません．緊急性や実現可能性を踏まえて，作業療法士とクライエントが話し合って目標を決めます．家族や介護者などクライエントの関係者も一緒に相談して決めることもあります．目標が決まれば，その目標を達成するための計画も決めます．評価の報告には，今後の方針として目標と計画を含むことがあります．

しかし多くの場合，この目標と計画は介入の一部として行われます．目標も計画も，介入の中で変化していきます．作業療法プロセスは，順不同で流動的なのです．そして，作業療法プロセスにクライエントの参加が不可欠であり，作業療法士とクライエントとの協働により進んでいきます．

3 作業による介入

　作業療法の特徴は作業による介入を行うことです．作業療法士は，カウンセリング，物理療法，ストレッチ，装具作製などを行うことがあるかもしれませんが，クライエントの作業以外のことばかりを行っていては困ります[1]．作業療法をする人がいなくなってしまうからです．

　作業の評価でクライエントの作業がわかれば，作業による介入ができます．評価でクライエントの作業がわからなくても，いろいろな作業を行う機会を作るという介入を行い，それぞれの作業に対するクライエントの取り組み方をよく観察して話を聞いていれば，クライエントの作業がわかります．

表9　作業を使った介入の種類

目的	発達と回復	代償	習得
方法	心身機能の発達や回復を促進するために，発達理論や治療理論に基づいて，手段として作業を使う．クライエントにとって意味深い作業であれば，その作業を行う頻度や持続時間が増えるので，単なる動作練習よりも，効果が期待できる	クライエントにとって意味のある作業をできるようにするために，環境調整，道具の工夫，介助者教育を行う．クライエントの心身機能が変化しなくても，作業ができるようになる	クライエントにとって意味のある作業を行う技能が，上達したり，習熟することを期待して，できる限り自然な状況で，その作業を繰り返し練習する

---

1) World Federation of Occupational Therapists：Scope and Extension of Practice 2014. https://www.wfot.org/resources/scope-and-extension-of-practice（世界作業療法士連盟（吉川ひろみ訳）：世界作業療法士連盟の声明書　実践の視野と範囲. http://www.joted.com/）

個人のクライエントを対象とした作業療法では，作業による介入の目的は，発達と回復，代償，習得の3種類があります[2〜4]（**表9**）．

🚩 1）発達と回復を促す作業

　伝統的な作業療法は，心身機能を向上させるための手段として作業を利用するものでした．子どもが成人するまでの発達段階に沿って，発達を促すための手段として作業を使った介入や，疾患の種類による治療理論を応用した作業を使った介入が考案されました[6]．

①発達段階に基づく理論

　子どものときにできなかった作業が，大人になるとできるようになります．子どもが生卵を割ると，肩に力が入って，力の加減がうまくいかず，黄身が壊れたり，殻が中に入ったりします．大人になって姿勢が安定し，手が器用になると，子どものころよりも上手に生卵が割れるようになります．成長と共に心身機能が発達し，生卵を割る経験が増えると，生卵を扱う技能が向上するからです．

　人の発達段階を説明する理論があります．人には運動，感覚，認知，心理，社会などさまざまな側面があり，それぞれの発達を示す指標があります．発達理論には，ある側面だけの発達を説明するものもあれば，いくつかの側面を組み合わせて発達年齢として説明する理論もあります（**表10**）．

　アン王女の身体的発達には問題がないようですが，精神的発達は少し問題があるのかもしれません．エリクソンの生涯発達理論によれば，アン王

2）吉川ひろみ，齋藤さわ子編：COPM・AMPS実践ガイド．医学書院，2014
3）Fisher AG（吉川ひろみ，齋藤さわ子監訳）：作業療法介入プロセスモデル．日本AMPS研究会，2014
4）Fisher AG, Marterella A：Powerful practice：A model for authentic occupational therapy. Fort Collins, CO：Center for Innovative OT Solutions, 2019

3 作業による介入　43

表10　作業療法で使われる発達理論の例

開発者	ピアジェ	フロイト	エリクソン	コールバーグ	ボバース
観点	認知	心理	心理社会	道徳性	運動
段階	1. 感覚運動期 2. 前操作期 3. 具体的操作期 4. 形成的操作期	1. 口唇期 2. 肛門期 3. エディプス期 4. 潜伏期 5. 性愛期	1. 乳児期：信頼感と不信感 2. 幼児前期：自律性と恥 3. 幼児後期：自発性と罪悪感 4. 児童期：勤勉と劣等感 5. 青年期：アイデンティティとその危機 6. 成人期：親密性と孤立 7. 壮年期：世代性と停滞 8. 老年期：統合と絶望	1. 懲罰志向 2. 快楽志向 3. よいこ志向 4. 権威志向 5. 社会契約志向 6. 個人的理念に基づく道徳性	1. 原始反射 2. 姿勢反応 3. 姿勢と運動のコントロール

女の年齢に相当する青年期の発達課題はアイデンティティの確立です．自分が誰なのか，何者なのか，これからの人生をどんな人間として生きていくのかが概ね決まる時期です．アン王女は，宮殿での王女としての暮らしが嫌になっていました．そして新聞記者のジョーと出会ったとき，自分の名前を「アーニャ」だと言います．たった一日でしたが，王女ではなく普通の若い女性として過ごしました．王女である自分自身を受け入れて生きることが難しい状況だったのです．しかし，一日だけのローマでの休日を経て，王女として自分の役割を受け入れる気持ちになり，宮殿に戻るのでした．エリクソンの発達理論を使うと，アンはジョーたちと自由気ままな休日に行ったさまざまな作業を通して，青年期の危機を乗り越えて発達課題をクリアしつつあるのだと解釈することができます．

　発達に遅れのあるクライエントの作業療法では，今の発達段階より少し上の段階に挑戦するような課題を行うことになります．文字を書くことが必要なクライエントには，なぐり書きから色塗りへ，図形から文字へと，

徐々に難しい課題に取り組む機会を作ります．社会性が求められるクライエントには，一対一のやりとりから同質の集団内での活動へ，集団の中でリーダーや調整役をする活動へと徐々に複雑な役割をとる機会を作ります．

　コールバーグは道徳性の発達理論を提案しています．子どもは，自分の行動が正しいかどうかを考えず，快か不快かといった感情のままに行動します．心地よいことを行い，嫌なことは行いません．少し成長すると，褒められることを行い，叱られることは行わなくなります．小学校へ行くようになると，周りの人の行動によって自分の行動を決めるようになり，規則に従うことが正しい行動だと考えるようになります．さらに高学年になると，その行動が正しいかどうかを自分で判断することができるようになるのです．正しい行動とは，他の人々を思いやり，よりよい社会になるように倫理的判断に基づいた行動です．アン王女は，楽しい休日に自分から終止符を打ち，王女としての責任ある日常へと戻っていきます．これはコールバーグの発達段階を使って説明することができます．幼いころは苦痛なことは避け，楽しいことを行います．少し成長すると周りから認められたり，先生や親の言いつけを守ったりするようになります．さらに成長すると社会の決まりを守るようになり，もっと成長するとその決まりを守ることが本当に正しいかを考えて行動するようになります．不安と緊張の面持ちで真実の口に手を入れたアンは，ひとときの自由を満喫した後，本来の自分の人生を歩むことを選びました．ジョーたちと過ごした時間とさまざまな作業の経験が，アンの視野を広げ，自分の行動を振り返り，何が正しい行動かを考える機会となったのでしょう．自らの責任を引き受けて，自分の幸福だけでなく社会の人々の幸福も考えるということは，道徳性の発達が進んだ証だと考えられます．

　クライエント中心の実践では，クライエントの自己決定を大事にします．これはクライエントを倫理的判断の主体者と認めることにつながります．医療や介護においてインフォームドコンセントが行われるようになっ

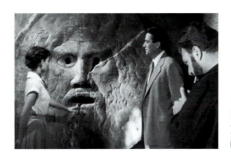

「真実の口」は嘘つきの手を食いちぎってしまうという伝説がある．
アン王女は，真実の口に恐る恐る手を半分ほど入れるが，すぐに引っ込めてしまう．

たのは，自律尊重という倫理原則が重視されるようになったからです．人間は本能のままに「○○がしたい」とか「○○は嫌だ」という理由で行動するのではなく，それが正しいことかどうかを考えて，正しい行動をすることができるという前提に立っているのです．人間は自分で自分を律することができる存在（自律的存在）なので，その自律性を尊重しなければならないのです．クライエント中心の実践とは，自律的存在であるクライエントと作業療法士が，共に考えて決めて行動していく実践なのです．そして，それはたとえ子どもであっても，発達に遅れがある人であっても，自律的存在であることを認めます．しかし，そうはいっても，作業療法のクライエントの中には，心身機能発達の遅れや心身機能障害があるために，自律的判断ができない人がいます．こうした場合には，作業療法のクライエントは誰かという問いに戻ることになります（図1，13ページ）．

②疾患別の治療理論

　作業療法のクライエントの多くは何らかの疾患を有しています．医療専門職の義務は，クライエントの診断名がわかったら，最新で最良の治療法を試みることです．医学は日々進歩し続けていますが，作業療法士が実施できる治療法の範囲は限られています．作業療法士は手術をすることはできないし，薬を処方することもできません．作業療法士は，最新で最良の治療法を応用して作業による治療をすることができます[5]．

精神科作業療法の歴史の中では，統合失調症の治療理論として精神分析が使われていました[6]．精神分析では，抑圧されている無意識が，症状や病的な行動を引き起こすと考えています．そこで精神科医は，話しながらクライエントの無意識に働きかけます．一方，作業療法士は，絵画や造形などの活動を通して無意識に働きかけます．

　うつの治療としては，認知行動療法が効果的だとされています[7]．クライエントの主観的な作業経験をありのままに記述したり，それを振り返って解釈し直したりすることで，悲観的な考えや事実に対する歪んだ解釈を修正することができます．

　身体障害作業療法の歴史の中では，脳卒中の運動回復を目指して，神経発達学的治療法が使われてきました[6]．神経発達学的治療法では，乳児のときだけに見られる原始反射を抑制したり，異常な筋緊張や運動パターンを正常化したりすることを目指します．理学療法士は徒手的にクライエントの姿勢をコントロールして，正常な運動を誘発します．一方，作業療法士は手工芸を使って異常運動を抑制しながら随意運動を促通します．

　医師は痙性と呼ばれる筋の緊張を低くするためにボツリヌス菌を注射したり，理学療法士などはクライエントの麻痺側の手で単純な繰り返し運動をさせたりします．一方，作業療法士はクライエントの日常で行われる意味のある活動を通して，麻痺側の回復を促通することができます．

　作業療法士が特定の治療法を勉強して実施することがあります．私が新人作業療法士だった時代は 1980 年代前半で，脳卒中患者の運動麻痺の回

---

5) Law M, MacDermid J：Evidence-based rehabilitation：A Guide to Practice. Slack, 2014

6) Christiansen C, Haertl KL：A contextual history of occupational therapy. In Schell BAB and Gillen G ed, Willard and Spackman's Occupational Therapy 13rd ed, Wolters Kluwer, Baltimore, 2019, pp.11-42

7) Reavell J, Hopkinson M, Clarkesmith D, et al：Effectiveness of cognitive behavioral therapy for depression and anxiety in patients with cardiovascular disease：A Systematic Review and Meta-Analysis. Psychosom Med　80：742-753, 2018

復を促進するボバース法の研修を受けました．中枢神経に関する知識，回復を説明する理論，どの筋の緊張が高いかを見極め，姿勢を変化させたり，動きを誘導したりする技術を学びました．姿勢，運動，動作に焦点を当てた介入でした．この知識と技術は，作業療法を行うときに役立つことがあります．しかし，作業に焦点を当てた介入を行うためには，別のプロセスが必要です．

　治療理論は時代と共に変化します．脳卒中や脳性麻痺といった中枢神経障害の治療は，発達段階を追って回復するという理論がボバース法以外にもありました．ルード法，ボイタ法，ドーマン法などです．正常発達を促進するので，左右対称の姿勢が奨励されました．ところが，現在行われているCI療法（Constraint induced movement therapy）は，麻痺側だけを集中的に使わせます．運動回復についての仮説が違うのです．さらに，効果があるのはどんな対象者なのか，どんな治療を，どのくらいの頻度と持続期間で行うことが有効なのかを，研究によって明らかにすることが求められる時代になりました．理論だけではなく，実際に回復させたかというエビデンスが重視されるようになったのです[5]．

　精神科の治療についても，精神分析理論など治療者が患者と話をすることで精神活動を正常化しようとする理論もあれば，行動療法など患者の望ましい行動を強化する刺激を与えていく理論もあります．新しい理論を知り，その理論に基づいた治療にエビデンスがあるかを見ていく必要があります．古くからある理論も，時代と共に洗練され，変化していくこともあります．認知行動療法と精神分析的治療法を比較したら，統計学的な有意差がなかったという研究も出ています[8]．どの治療法が効果的かを判断するときに，最新の研究結果を参考にして考える必要があります．そのうえ

---

8) Driessen E, Van HL, Don FJ, et al：The efficacy of cognitive-behavioral therapy and psychodynamic therapy in the outpatient treatment of major depression：a randomized clinical trial. Am J Psychiatry　170：1041-1050, 2013

でクライエントの個別性を重視し，介入しながら評価を行い，研究で示されたエビデンスが目の前のクライエントに適用できるかどうかを見極め続けていきます．

　疾患別の治療理論は，医学や心理学などの分野で開発され，研究が進められています．こうした他分野の治療理論は，作業療法を行うときに役立つ場合もあります．作業療法士はこのような理論をそのまま使うのではなく，作業を使った評価や治療の中でその理論がどのように活用できるかを考え，その介入が成果を示すかどうかを見定める必要があります．治療理論を開発した分野の介入法に十分な効果があるならば，治療理論を取り入れた作業を使った介入を無理やり行う必要はありません．作業を使って治療するのは，作業療法士だから，作業療法をすることになっているからではありません．作業を使った治療に効果があるから，クライエントの作業に焦点を当て，クライエントが作業を行うのです．心身機能を向上させる治療法はたくさんありますが，作業の可能化を達成するために有効なのは作業療法です．

🚩 2）代償による作業の可能化

　心身機能障害は変わらなくても，環境を変えたり，道具を工夫したり，作業を調整することで，作業ができるようになります．これは，代償モデルと呼ばれています[2,3]．人の健康や幸福における作業の重要性が認識されるようになると，代償モデルの有用性がますます注目されるようになりました．代償モデルでは，作業療法士はクライエントの文脈に大きく関わることになります．

①環境調整

　クライエントの心身機能が変化しなくても，環境が変われば作業ができ

るようになる例はたくさんあります．環境には，地形や住宅などの物理的環境と，周囲の人々といった社会的環境の二つがあります．その他にも，法律や規則などの制度的環境，民族や地域などの集団に共通するものの見方や行動などの文化的環境，インターネットなどのバーチャルな環境があります．環境が作業に与える影響はとても大きいので，環境が変わると作業の問題が解決したり，新たな作業の問題が生まれたりします．

　アン王女は宮殿を出て，ジョーの部屋に連れて行ってもらったことで，パジャマを着ることができました．ローマの街では，自分で決めたことを決めたように行うことができました．ローマの街の人々の態度は，王女に

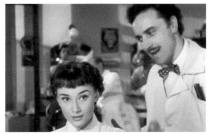
美容院で長い髪をバッサリと切り，流行の髪型に．

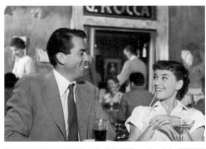
大衆的なカフェでお茶をする．

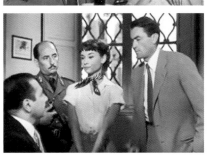
バイクの蛇行運転を警察に注意される．

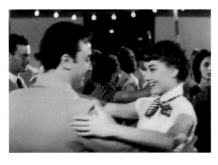
川辺のダンスパーティーでダンスを踊る.

対するものではなく,普通の若い女性に対するものでした.環境が変わることで,アン王女の精神的不安定さは解消されたのです.

　住宅改修に関わっている作業療法士は多いと思います.段差をなくすとか,手すりをつけることで,クライエントの作業がどのくらいできるようになるかを,作業療法士は的確に判断することができます.しかし,クライエント中心の実践を行う作業療法士は,動作の可能化だけを考えはしません.段差や手すりをどこに,どのように設置するかをクライエントと一緒に考えます.作業療法士は,よかれと思う提案をしますが,それはクライエントにアイデアを出してもらうためです.人は自分で思いついたことのほうが,他人から言われたことよりも,よく覚えているし,納得して行うことができます.作業療法士が関わる作業はクライエントのものです.ですから,できるだけクライエントが自分で思いついたり,選んだり,決めたりする機会が生まれるように配慮します.作業療法士の提案をクライエントが選ばないからといって,がっかりすることもなければ,作業療法士は自らの提案をクライエントが受け入れたからといって,自慢することもありません.クライエントと作業療法士が信頼し合い,知恵を出し合って決めていくプロセスこそが大事なのです.

　ソーシャルネットワークを作ったり,活用したりすることも環境調整に含まれます.友人や知人が多くても,困ったときに頼りになるかどうかはわかりません.先生や治療者の立場にあった人は,他人を助けることは得

意でも，他人から助けられることが苦手かもしれません．助け合う社会を実現するためには，みんなが援助を依頼する技術を身につける必要があります．「迷惑をかけたくない」と考えている人は多いし，誰でも迷惑はかけられたくないでしょうが，援助を依頼することが相手の迷惑になるかどうかはわかりません．勇気を出して援助を依頼することで，気楽に助け合う関係ができる可能性があります．こうした社会的環境調整は，普段から心がけて作っていくことができるでしょう．介護も子育ても家族だけの問題ではなく，社会の問題として法制化が進んでいます．住民の意識も変わっていけばよいと思います．そうすることで，自分だけではたいへんだった作業が，助け合って楽にできることが当たり前になっていくでしょう．

　これからはバーチャルな環境も重要になります．重度な身体障害があったり，医療的ケアが必要なために，実際に移動することができなくても，インターネットを使って学修したり，仕事をしたり，趣味を楽しんだり，人と交流したりすることができます．バーチャルな環境を調整することで，作業が可能になったり，新しい作業が生まれたりするでしょう．

②道具の工夫

　道具を工夫することで，作業の問題が解決することもあります．自助具や治具など，心身機能障害を克服するために考え出された道具もあります．

　『ローマの休日』では，カメラマンのアーヴィングが持っているライター

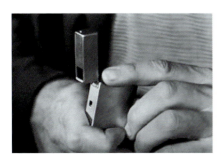

アーヴィングのライター型カメラ

型のカメラが，隠し撮りを可能にするための道具でした．王女に気づかれずに特ダネ記事を作るという作業は，あの特殊カメラによって実現できたのです．

　道具を必要とする作業はたくさんあります．食事のときに日本では箸を使うので，利き手がうまく使えないクライエントはたいへんです．非利き手で箸を使うのはとても難しいですが，フォークやスプーンなら簡単です．苦労して練習して箸を使うか，フォークを使うかを決めるのはクライエントです．

　道具は機能的に便利だというだけではなく，その人なりのこだわりが含まれていることがあります．スケジュール帳，かばん，時計など，自分好みの物が身近にある生活のほうが心地よいでしょう．クライエント中心の実践を行おうとする作業療法士は，道具の選択についてもクライエントと一緒に決めます．

③介助者教育

　作業療法士は診断名をもつクライエントではなく，家族や先生など介助する人に関わることがあります．介助者こそが作業療法士と協働する事実上のクライエントだということもあるでしょう．作業療法で行われる介助者教育は，実際の作業を通して行うことが有効です．その作業が行われる場所で，実際に使う道具を使って，どのようにすると行いやすいかを，介助者と一緒に見つけていくことになると思います．この場合にも，実際に介助を行う人が気に入るやり方を探すことが大切です．理想的な介助法でも，現実的でなければ意味がありません．介助者もクライエントも，楽に効率よく安全にできる方法を見出します．

　作業療法を求めているのは，診断名をもつ人ではなく，介助者だという場合でも，作業療法士は診断名をもつ人を中心に考えることが多いでしょう．介助者が疾患を理解すれば，心身機能障害についての知識をもてば，

作業の問題が解決するだろうと思いがちです．介助者が作業療法士のように，診断名をもつ人の生活機能が最大化するような関わり方ができればよいと考えるのです．この考えは成功する場合もありますが，失敗することのほうが多いと思います．すると，診断名をもつ人の作業の問題が解決されないのは，介護者に問題があるという結論になってしまいます．「あの家族がわかってないから」「先生が変わらないから」などと作業療法士が言っていても作業療法は進みません．診断名をもつクライエントと介助者とをセットと考えて，作業療法のプロセスを展開する必要があります．

④課題調整

　クライエントが作業しやすいように，作業に含まれる課題の手順を変えたり，作業を構成している要素を変更したりすることができます．ケーキを焼くときに，小麦粉と卵で作るか，市販のケーキミックスを使うかで課題の難易度は変わります．コーヒー豆を挽くところから始めるか，インスタントコーヒーをつくるかによって課題の意味も変わる可能性があります．調整した課題の意味が，クライエントにとって変わってしまうかどうかを考える必要があります．

🚩 3) 習得による作業の可能化

　運動学習や課題遂行に関する研究成果から，課題特有の技能が存在することが明らかになってきました．心身機能とは別の次元で課題遂行技能を考える必要があるのです．スポーツ選手は優れた身体機能をもっているはずですが，特定の種目について良い成績を残します．それはその種目を繰り返し練習したから上手になったのです．この課題特有の技能は，日常生活の中の作業遂行にも存在します．毎日卵焼きを作れば，卵焼きは上手に作れるようになりますが，他の料理も上手になるわけではありません．

①行動療法

　行動療法の考えで学習を進めることができます[9]．ある課題を上手にできるようになるためには反復が必要です．反復するためには，それをすることが魅力的でなければなりません．行動療法には，報酬とか陽性強化刺激という考えがあります．クライエントが楽しいと思えること，それを行うことでご褒美がもらえることは繰り返し行われるでしょう．繰り返し行えば，慣れて上手に行うことができるようになります．

　作業療法では何か作品を作ることがあります．作品が完成したとき，その作品を見栄えよく展示して周囲の人から褒められるようにしたり，クライエントにとって大切な人にプレゼントして喜ばれたり，といったことは，クライエントがその作品を作る技能を高めます．作業療法士は，作業療法の時間に何をするかを考えるだけでなく，作業療法で製作された作品のその後の扱いを考えます．

　作業療法では何人かのクライエントが時間と場所を共有することがあります．周りの人の反応が，クライエントの行動を強化することがあります．雑誌などへの投稿機会や地域イベントのタイミングに合わせて，作業療法で取り組む作業を考えることがあります．作業療法士は一人ひとりのクライエントについて作業療法プログラムを計画するだけでなく，作業療法部門全体のあり方や構成を考えたり，地域における作業機会の発掘に努めたりします．

②コアップ

　課題特有の技能が上手になるプロセスにおいても，クライエント中心に行うことが重要だといわれています．日常作業遂行のための認知的オリエンテーション（Cognitive Orientation for daily Occupational Perfor-

---

9) Ｂ・Ｆ・スキナー（山形浩生訳）：自由と尊厳を超えて．春風社，2013

mance, CO-OP, コアップ）は，不器用な子どものために開発された方法ですが，脳卒中や頭部外傷のクライエントにも使われています[10]．

CO-OP の基本は，クライエントがゴールを決め，プランを立て，やってみて（ドゥ），自分でチェックするという方法です．その中で，プラン・ドゥ・チェックは頻回に繰り返します．

私が初めて CO-OP の論文を読んだとき，5 歳のころに名前を書く練習をしたことを思い出しました．「ひろ」までは書けたけれど，「み」がなかなか書けなかったのです．お手本を見ながら何回もやってみましたが，「み」の左下の丸く方向を変えるところができなくて，塗りつぶしてから横棒を引いていました．そして「飛行機に似てるな」と思ったのを覚えています．飛行機を描こうと思って何回も書いたり，飛行機が空を旋回しながら飛ぶ様子を想像しながら書いていたら，そのうちに「み」を書けるようになりました．

この方法は CO-OP で提案されているイメージ，言語，身体運動を使って学習する方法と一致しています．作業療法士が「この形は何に見える」とクライエントに聞くことで，クライエント自身が発見するのを促すのです．こうした作業療法士の関わり方を，CO-OP ではガイドされた発見（guided discovery）と呼びます．作業療法士がクライエントに教えるのではなく，クライエント自身が自分で発見するよう導きます．学校で教えられたやり方や一般的なやり方では，何度やってもうまくできないことが，自分で自分の方法を模索しながら見つけるとあっという間に習得できることがあります．作業療法士は通常行われる方法にこだわらず，習得のために本人に合ったやり方を見つけることを大事にします．自分で発見した方法は，作業療法士がいない場所でもクライエントは使うことができるし，発見していくプロセスそのものを習得したクライエントは，将来の問

10) Dawson DR, McEwen SE, Polatajko HJ（eds.）：Cognitive Orientation to daily Performance in Occupational Therapy. Bethesda, MD：AOTA Press, 2017

題に対しても解決法を発見して対処していくことができるでしょう.

　CO-OP では楽しくなるよう工夫したり，もっと学習が進むように働きかけたり，一人でもできるかどうか試したり，他の場面や他の課題にも応用できるか確かめたりすることを，可能化の原則として推奨しています.

4 成　果

　クライエントの作業の可能化のために行われた作業療法の成果は，クライエントの作業ができるようになったかどうかで判断することになります．しかし，伝統的な作業療法では，治療目標を達成するための手段として作業が使われていました．現在でも，回復や成長を促すために実施された作業療法の成果は，心身機能の向上によって判断されます．

▶ 1）心身機能の向上

　クライエントが自分にとって意味深い作業を熱心に繰り返し行うと，その作業をするために必要とされる心身機能が発達します．自転車競技やスピードスケートの選手の大殿筋や大腿直筋の筋は太く強くなります．バレリーナやヨガインストラクターの関節可動域は広くなります．マジシャンや工芸家の手指の巧緻性は高まります．

　作業を通して心身機能を高めるためには，遂行する活動に必要な機能を分析したり，徐々に難しくなるように段階づけて行ったりすることが効果的だと考えられています．そして，最も重要なことは，クライエントが熱心に継続して，それを行うかどうかです．

　心身機能が向上したかどうかは，標準化された評価法を使って，介入の前と後に測定して比較することで明らかになります．標準化された評価法を使えば，無介入や他の治療法と比べて，作業療法がより効果的だったかどうかがわかります．治療者が関わらなくても，同じくらい心身機能が向

上するならば，治療を行う必要もないし，医療費や介護費用を支払う必要もありません．

　成果を心身機能の向上だけに求める場合には，作業を使わずに心身機能にアプローチするほうが有効なことがあります．そして心身機能が向上すれば，作業ができるようになると信じ込んでいる人も多いでしょう．しかし，心身機能が向上しても作業ができるようにならない場合があるし，低下した心身機能のみにアプローチすると，健康な心身機能を使う機会が奪われることになります．作業療法士が行う心身機能向上のための作業を使った介入では，低下した心身機能だけでなく全体の機能を使うことができます．さらに，作業療法で使われる作業は，クライエントの日常と関連する作業なので，クライエントの作業もできるようになっていくのです．

　エビデンスに基づいた治療が求められる現代医療において，治療者が自分の治療は効果があるだろうと信じて，成果を確認せずに治療を継続することはできません．治療専門職として，入手可能な最新で最良の治療法を行う責任があるのです[1]．

▶ 2）活動と参加の促進

　2001 年に，世界保健機関から発表された国際生活機能分類（International Classification of Functioning, Disablement, and Health, ICF）では，心身機能や身体構造という生物学的な人の次元と，活動や参加という社会的存在としての人の次元を分けています[2]．活動とは，課題や行為の個人による遂行のこと，参加とは，生活・人生場面への関わりのこと，

1）Baker N, Tickle-Degnen L：Evidence-based practice：Integrating evidence to inform practice. In Schell BAB and Gillen G ed, Willard and Spackman's Occupational Therapy 13rd ed, Wolters Kluwer, Baltimore, 2019, pp.498-412

2）厚生労働省：国際生活機能分類―国際障害分類改訂版―（日本語版）．
https://www.mhlw.go.jp/houdou/2002/08/h0805-1.html

と定義されています．活動と参加は9種類に分類されています（**表11**）．
介護や地域づくりの領域でも，この活動と参加における成果が求められて
います[3]．手足の欠損，運動障害や精神障害の程度が同じであっても，環
境因子や個人因子が違えば，活動や参加の問題は違います．指の欠損や麻
痺による活動制限と参加制約は，ピアニストと声優では大きく異なりま
す．精神障害に対する偏見が強い社会と，多様性を受け入れる寛容な社会
では，精神障害の程度が同じでも，活動や参加機会に差が生じます．

表11 ICFの活動と参加の下位分類

下位分類	概要
学習と知識の応用	学習する場面で読み，書き，計算ができる．提示された問題を解いたり，意思決定ができる
一般的な課題と要求	日課や日常生活で必要な課題を行うことができる
コミュニケーション	言葉を話したり書いたり，非言語的メッセージのやり取りができる．会話やディスカッションができる，コミュニケーション用具を使える
運動・移動	姿勢を保持したり，変えたりできる．物を動かしたり，操作できる．歩いたり，運転したり，交通機関を使ったりして移動できる
セルフケア	整容，排泄，更衣，食事など，自分の健康を保持するための身の回りのことができる
家庭生活	生活に必要な物を手に入れたり，料理などの家事を行ったり，家庭内の物を管理したり，必要なときには他者に援助を頼める
対人関係	家族や他人と関係をとることができる．プライベートでも，公式な場でも対人関係をとることができる
主要な生活領域	教育の場，職場，買い物などの経済的取り引きの場に参加して活動できる
コミュニティライフ・社会生活・市民生活	レジャー，宗教，政治など，地域や社会の活動に参加できる

　作業療法の成果は，活動と参加の問題の軽減によって示されるでしょ
う．日常生活活動を自立してできるようになること，学校に行き，仕事を
行い，趣味を楽しむことができるようになることは，作業療法の成果とい

---

3) 厚生労働省：介護予防・日常生活支援総合事業．
　　https://www.mhlw.go.jp/stf/seisakunitsuite/bunya/0000192992.html

えます.

　活動と参加のさまざまな場面での使用を意図した標準化された評価法もあります.

📌 3）作業の可能化

　日本作業療法士協会は，2018 年に作業療法の定義を改定し，「作業療法は，人々の健康と幸福を促進するために，医療，保健，福祉，教育，職業などの領域で行われる，作業に焦点を当てた治療，指導，援助である」としました[4]．健康と幸福の促進を，作業療法が目指す成果とするならば，どのような指標でそれを確認することができるでしょうか．世界作業療法士連盟は，2004 年の作業療法についての声明で，「作業療法の成果は，多様であり，クライエントが決め，参加という点や参加から得た満足という点において測定される」としました．ここに答えがありました．作業療法の成果は多様なのです．そしてそれは，クライエントが決める，つまりクライエントによって違うということです．どんなことに参加したら健康・幸福になるのか，クライエント自身はその参加にどのくらい満足しているのかを知ることで，作業療法の成果を判断することができます．COPM は，クライエントの健康や幸福を左右する作業の遂行と満足における変化を測定することができるので，世界中で使われているのです．

　『ローマの休日』のアン王女は，たった一日ローマで普通の女の子のように過ごした後，王女としての作業遂行ができるようになりました．スケジュールも言動もすべてが他者によって決められている生活に嫌気がさして，急に泣き出したり，子どものように駄々をこねたりしていたアンが，自分から宮殿に戻りました．そして，王女としての義務を説く執事に対し

4）日本作業療法士協会：作業療法の定義．http://www.jaot.or.jp/about/definition.html

て，家族と国家に対する責任があるから戻って来たのだ，二度とそのような説明をする必要はないと言い放ちます．さらに，翌日の記者会見では，決められた通りのコメントを言うのではなく，自分の言いたいことを，王女らしく言うことができました．もし，執事が睡眠薬を処方する医師ではなく，作業療法士を呼び，その作業療法士が王女と共にローマで普通の女の子としての作業を行うことを計画し実行されたとしたら，この作業療法は素晴らしい成果を上げたことになります．

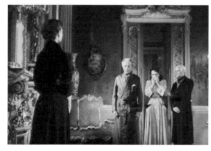

一日のローマの休日を終えたアン王女は，執事たちに対して毅然とした態度で接するようになった．

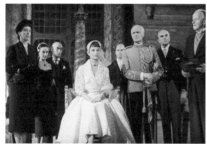
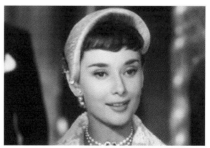

記者会見の場で，執事が準備したコメントではなく，自分自身の考えをはっきりと表明できるようになった．

作業上の成果は，クライエントの作業が特定できれば，フェイススケールやリカートスケールを利用することができます．アン王女は，王女としての義務である作業についてどのくらいうまく遂行できているか，満足しているかを回答します．遂行と満足を数値化することで，成果の記録や報告が容易になります．

世界作業療法士連盟は，2010年に作業療法の声明を改定し，「作業療法の成果はクライエントが決め，多様であり，参加や作業参加から得られる満足，あるいは作業遂行上の向上において測定される」と「作業遂行上の向上」を追加しました[5]．AMPSとESIは作業遂行上の向上を測定できる標準化された評価法です[6]．この評価法は，表8（35ページ）に示したように，作業遂行には上手（適切）から下手（不適切）までの幅があると仮定して，さまざまな難易度の課題を，多様な能力の人を対象にデータを収集した結果から尺度を作り上げたのです．AMPSとESIは，開発時から継続的にデータを増やし続けています．AMPSやESIは標準化された評価法なのでデータとしての信頼性は高いけれど，講習会に参加して課題を提出する必要があり，遂行を観察する課題が限定されています．成果を知りたい作業遂行が決まっているなら，DPAを実施すれば観察結果を数値化することができます．

🚩 4）社会の変化

20世紀の終わりごろから作業療法理論の開発が盛んになり，作業療法の説明が明確にできるようになりました．さらに，作業そのものを探求しようという作業科学の発展も加わり，人にとって作業とは何か，作業は社会からどのように影響を受け，社会に対してどのような影響を与えるのか，といった探求が続けられています[7]．作業療法のクライエントには，個人の他に，家族，集団，組織，コミュニティが含まれることになりまし

---

5) World Federation of Occupational Therapists : Statement on Occupational Therapy.
https://www.wfot.org/resources/statement-on-occupational-therapy（参照日2019年7月2日）
6) 吉川ひろみ，齋藤さわ子編：作業療法がわかるCOM・AMPS実践ガイド．医学書院，2014
7) 吉川ひろみ：「作業」って何だろう．医歯薬出版，2017

た.

　作業療法には，誰もが自分の作業を通して，成長でき，自分が暮らす社会をよりよいものに変えることができるという信念があります．作業科学と作業療法が描くユートピアは，作業的視点から見た正しい社会で，これは作業的公正（occupational justice）が実現した社会です．正しい社会は，到達点として目指すものというよりも，より正しい社会のあり方を議論し，より正しくなるように協働するためのものです．

　王女としての作業をどのように行うかにより，国の貿易や安全保障の状況が変わります．決まったとおりの言葉しか話さない王女よりも，自分の考えをもち，自分の言葉で話す王女を，国民や周辺諸国の人々は信頼するでしょう．多くの人からの信頼を得た王女の言動は，社会に対する影響力を強めることになるのです．このように，作業には社会を変える力があるのです．社会を構成する一人ひとりが，どの作業をどのように行うかによって，その社会の将来が決まっていくのです．

　作業療法士は，一人の作業をできるようにすることで，社会に影響を与えることもできますが，集団や組織など社会そのものをクライエントとして，その社会が行う作業をできるように関わることもできます．介護予防を行う集団がクライエントの場合に，その地域が必要とする作業を，参加者と共に考え実行することで，介護予防と地域振興を同時に実現することができるかもしれません．

5 リーズニング

　作業療法士は，作業療法を行うときに，独特の考え方をすることがわかっています．作業療法士の考え方には，いくつかの種類があり，熟練作業療法士は，異なる種類のリーズニングを組み合わせたり，乗り換えたりしながら，作業療法を進めていきます[1,2]．

🚩 1) リーズニングの種類

①手続き的リーズニング

　検査結果から診断を下すような考え方を，手続き的リーズニング（procedural reasoning）といいます．精神的に不安定になったアン王女に睡眠薬を処方した医師のリーズニングです．食事中に左側の食べ物を残すクライエントに対して，半側空間無視があるのではないかと判断して，左側から刺激が入るような席に移動してもらうなどが含まれます．学校で教わる内容の多くが，手続き的リーズニングを可能にする知識です．症状を観察し，検査結果を吟味することで，作業ができない原因を推測し，確かめていくことができます．正しい診断を知ることができれば，予後予測もできるし，現在の最良の治療法を知ることもできます．最新の研究結果を目の前のクライエントに適用できるかどうかを考えるという，エビデンスに基づいた実践も手続き的リーズニングに含まれます．

---

1) 吉川ひろみ：作業療法士としての成長の仕方．OTジャーナル　**39**：280-284，2005
2) 吉川ひろみ：作業療法がわかるCOPM・AMPSスターティングガイド．医学書院，2008

②叙述的リーズニング

　クライエントの心の中で何が起こっているか，クライエントは状況をどのように語るかに着目して進めていくことを，叙述的（narrative）リーズニングといいます．クライエントが人生の中で，どんな作業をどのように経験してきたかを話してもらうことを，作業ストーリーテリングといいます[3]．そして，作業療法士や関係者と一緒にさまざまな作業を行うことが，クライエントにとってどのような経験になるかを注意深く見ていくことを作業ストーリーメイキングといいます．

　アン王女が高齢になったとき，ローマでの一日をどのように語るでしょうか．ジョーに出会ったこと，真実の口に手を入れたときのこと，髪を切ったこと……それは，アン王女の人生において，時間的には短いものですが，人生物語の中では印象深く，忘れ得ぬものとなっていると思います．新たな出会いを楽しみ，初めてのことに挑戦し，人を愛し，別れた経験を，年を経てから振り返り，語り直すことで，意味が深まったり，別の意味が生まれたりします．こうしたクライエントの過去の語りは，これから生きる将来の物語を方向づけるのです．

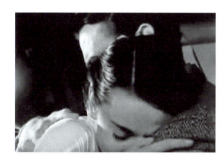

アン王女とジョーは最後に抱きしめ合い，別れを惜しんだ．

3）Clark F, Ennevor BL, Richardson PL（村井真由美訳）：作業的ストーリーテリングと作業的ストーリーメイキングのためのテクニックのグラウンデッドセオリー．Clark F, Zemke R（佐藤剛監訳）：作業科学―作業的存在としての人間の研究．三輪書店，1999, pp.407-430

③相互交流的リーズニング

　クライエントと作業療法士のやりとりによって変化し続ける流動的なプロセスを主体に考えていくことを，相互交流的（interactive）リーズニングといいます．このリーズニングは，クライエントの主観を中心に考えるという点では叙述的リーズニングと似ていますが，作業療法士自身がクライエントの物語に積極的に関わろうとする点に特徴があります．叙述的リーズニングを行う場合，クライエントの主観により形成されている世界を鳥瞰図的に見るという立場をとります．一方，相互交流的リーズニングでは，クライエントの主観世界に，作業療法士が入り込み，作業療法士とクライエントのやり取りにより，これからの物語を作っていきます．

　アメリカの作業療法士レニー・テイラー（Renee Taylor）は，クライエントと作業療法士との関係の取り方を説明する意図的関係性モデル（Intentional Relationship Model, IRM）を開発しました[4]．作業療法においては，古くから「自己の使用（use of self）」ということがいわれてきましたが，IRM はこれを理論化したものです．

　作業療法士は，時と場合に応じて，クライエントの気持ちや考えを代弁したり，対等な立場で協働したり，クライエントの気持ちに共感したり，励ましたり，指示を与えたり，問題の解決策を探ったりします（**表 12**）．クライエントも作業療法士も，それぞれ人には取りやすい関係性のモードがあるそうです．それを意識化し，どのような関係性をとることが有効かを考えながら作業療法を進めていきます．

　新聞記者のジョーは作業療法士ではありませんが，作業に焦点を当て，作業を基盤としたトップダウンアプローチを行おうとしていたと考えることができます．次の会話では，ジョーがアンに指示したり，協働したり，

---

4) Taylor RR：Therapeutic relationship and client collaboration：Applying the Intentional Relationship Model. In Schell BAB and Gillen G eds, Willard & Spackman's Occupational Therapy 13rd ed, Wolters Kluwer, Baltimore, 2019, pp.527-538

表12 意図的関係性モデルによる種類

関係性のモード	特徴
代弁（advocating）	クライエントのニーズや主張を明確にし，それをサポートする
協働（collaborating）	クライエントが選択し目標設定するよう，具体的な質問をしながら一緒に取り組む
共感（empathizing）	クライエントの気持ちを聞き，肯定し，表現することをサポートする
励まし（encouraging）	褒めたり，ユーモアを使ったりして，クライエントの言動を強化する
指示（instructing）	何をするか，どのように行うかを作業療法士が提案し，教える
問題解決（problem solving）	問題解決のために，話し合ったり，状況を論理的に分析して対処する

励ましたりしています．

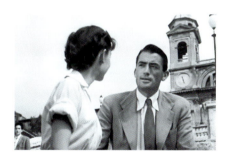

　ジョー：思い切って，丸一日過ごしてみよう（Live dangerously. Take the whole day.）

　アン：前からしたいと思っていたことをしたい（I could do some things I've always wanted to.）

　ジョー：どんなこと？（Like what?）

　アン：あなたには想像できないでしょうけど，好きなことを一日中したい（Oh, you can't imagine. I'd like to do just whatever I like the whole day long.）

ジョー：髪を切るとか？（Like having your hair cut?)

アン：そうよ．カフェに入ったり，お店を見て回ったり，雨の中を歩いたり，楽しいことやわくわくすること．あなたにはたいしたことではないでしょうけど（Yes. I'd like to sit in a sidewalk cafe. And look in shop windows, walk in the rain, have fun and maybe some excitement. Doesn't seem much to you, does it?)

ジョー：いいね．今言ったこと全部やってみよう，一緒にどう？（It's great. Tell you what. Why don't we do all those things...together?)

　ジョーが「髪を切るとか？」と言ったのは，ジョーと会う前にアンはすでに美容院で髪を短く切っていたのを見たからでした．ジョーは観察から具体的な質問をすることができたのです．具体的な質問は，協働のきっかけになります．「どんなことをしたい？」という漠然とした質問には，「好きなこと」と答えたアンでしたが，「髪を切るとか？」と言われた途端に，次々としたいことを答えました．

　クライエントの参加がなければ，協働は成り立ちません．アンは，ジョーが自分の言うことを認めてくれる相手だと思ったのでしょう．安心して，自分の思っていることを話しました．ジョーとアンはとてもよい関係性を築きました．

　一方，宮殿でのアン王女に対する執事の関係性の取り方を見てみましょう．

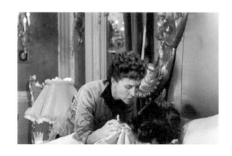

アン：やめて，もうやめて（STOP!!! Please stop! stop…!）

執事：ええ，わかりました．やめます（It's alright, dear, it didn't）
　　　あーっ，（ミルクがお盆の上に）こぼれなかった（spill）

アン：こぼれたって，どうだっていい，そこに飛び込んで死んだっていい（I don't care if it's spilled or not. I don't care if I drown in it!）

執事：王女様は病気なのです．お医者様を呼びましょう（My dear, you're ill. I'll send for Doctor Bonnachoven.）

アン：嫌よ，死なせて（I don't want Doctor Bonnachoven；please let me die in peace!）

執事：死にませんよ（You're not dying.）

アン：あっちに行って．一人にして（Leave me. Leave me!）

執事：神経質になっているんですよ．冷静におなりなさい(It's nerves；control yourself Ann.)

アン：なりたくない（I don't want to!）

　執事はアンに共感もしないし，アンの気持ちを代弁することもありません．ただ一方的に問題解決を急ぎ，指示を繰り返しています．その結果，アンは宮殿から逃げ出してしまうのです．

④状況的リーズニング

　状況的（conditioning）リーズニングは，条件的リーズニングという訳もあり，作業療法が行われる時間的，空間的状況を広く考えて作業療法を進めることを指します．執事が作業療法士だったら，王女としての仕事に明け暮れる生活に嫌気がさしているアンが置かれている状況を考えます．青年期の王族であるアンの行動は，国民や近隣諸国の人々から注目されています．ローマには，古代遺跡やトレビの泉などの観光資源がたくさんあります．王女が落ち着いて過ごすことのできそうな，美術館や教会などに

行くことを提案するかもしれません．あるいは，王女と一緒にローマ観光を楽しめる相手を探すかもしれません．ローマで王女と似たような状況にある人を紹介するとか，王女の友人や幼なじみを呼び寄せるとか，今置かれている王女の状況に変化をもたらすような，資源を探して活用します．

⑤実際的リーズニング

　困ったときに，咄嗟に，対応するときに使うリーズニングです．執事たちは，王女が宮殿を脱走したときに，急病だと発表してその場をしのぎました．実際的リーズニングは，作業療法場面で必要になります．限られた時間と資源の中で，最良の結果を期待するときに，妥協や交渉は不可欠です．臨機応変で柔軟な対応が求められることがあります．

　実際的リーズニングは，短期的には有効な場合も多いかもしれませんが，長期的にどのような影響があるかをしっかり考える必要があります．最新の治療法や治療方針に照らして間違っていないかどうかは手続き的リーズニングで，クライエントにとっての経験については叙述的リーズニングで考えます．これからのクライエントと作業療法士との関係性については相互交流的リーズニングで考えるとよいでしょう．

⑥倫理的リーズニング

　正しい行動が何かわからないときや，正しい行動をとることが困難なときに使うリーズニングです．嘘をつくことは正しくありませんが，執事たちは王女が急病だと嘘をつきました．それは，本当のことを言えば，多くの人を混乱させたり，心配させたりすることが予想されたからです．王女の評判に傷がつくことを避けたいという思いもあったかもしれません．嘘をつくことの後ろめたさと嘘がばれないようにできるという自信と，正直に王女は行方不明だと言うことによる被害を天秤にかけて，判断したのです．このように，行動の選択肢を想定し，それぞれの利益と害を計算して，

より利益が多く害が少ない判断をする考え方を，結果主義あるいは功利主義と呼びます[5].

　結果主義の他にも，義務論，徳理論など，どの立場で判断するかによって，正しい判断は異なる可能性があります．また，自律尊重，無加害，善行，正義・公正など倫理原則に則って判断することもできます．倫理的リーズニングでは，さまざまな立場から，広い範囲で考え，明確な理由をもって正しい行動を決断します.

2) 理論の役割

　人間作業モデルやカナダモデルなど1980年代以降に開発された作業療法理論は，人と環境と作業によって，作業療法を説明しています[6].　作業療法理論を知らない人は，心身機能の検査結果や診察室のような場所での問診だけで，作業療法を進めることができると思ってしまいます．診断名や障害別に編集されている作業療法の教科書に従って，作業療法計画を立てることができると考えるのです．健常者の発達と障害者の発達が時期別併記されているものを見ても疑問を感じません．心身機能がわかれば，どんな学校に行き，どこに住み，何をして一生過ごすかが概ね決まるという前提を疑わないのです．女性だから料理をしたいはずだ，男性高齢者の作業は見つけにくい，などというステレオタイプ的前提を，大勢の人が無意識にもっているものです.

　作業療法理論を使うことは，こうした無意識の前提に対する挑戦となります．人と環境と作業は，密接に絡み合っているので，別々に詳細に評価しても作業遂行や遂行に対するクライエントの自己評価や満足はわかりません．どんな環境でどの作業をどのように行うのかを，やってみなければ

5）吉川ひろみ：保健・医療職のための生命倫理ワークブック．三輪書店，2008
6）吉川ひろみ編：作業療法の話をしよう．医学書院，2019

わからないし，それを当事者であるクライエントが，その作業遂行をどのように感じているのかは，聞いてみなければわからないのです．作業や作業遂行やクライエントの主観的作業経験は，文脈に大きな影響を受けています．文脈も含めて考えることを作業療法理論は求めます．

作業科学により作業の捉え方が，幅広く検討され，いくつかの視点が明らかになったことから，2019 年には，作業と文脈との複雑な絡み合いを説明する作業のトランザクショナルモデルが発表されました[7]．これまでも，人と環境と作業は相互に影響を与え合うという考えはありましたが，トランザクションは要素間の関係により各要素が変化していくことを含んでいます[8]．

睡眠薬はアン王女の身体にしか影響を与えないし，時間が経てば 1 回の適量の睡眠薬の影響はなくなります．しかし，ローマで休日を過ごすという作業は，アン王女だけではなく，周囲の人々にも影響を与え，社会的にも影響を与えます．そして，アンと出会った人々や社会は，ローマでの休日がなかった前の状態と同じではありません．特に，新聞記者のジョーはアン王女と過ごした一日を一生忘れることはないでしょうし，執事たちの仕事の仕方も変わるでしょう．

1980 年代以降，作業療法を説明する理論が開発されましたが，それまでは疾患の回復や症状を改善する治療理論を応用した作業療法を行っていました[9]．治療理論は，心身機能に焦点を当てているので，作業の可能化を目標とする作業療法を説明するには不便です．作業療法プロセスをどのように進めるかを考えるときにも，あまり役立ちません．一方，作業療法

---

7) Fisher AG, Marterella A：Powerful practice：A model for authentic occupational therapy. Fort Collins, CO：Center for Innovative OT Solutions, 2019
8) 吉川ひろみ：「作業」って何だろう．医歯薬出版，2017
9) Christiansen C, Haertl KL：A contextual history of occupational therapy. In Schell BAB and Gillen G ed, Willard & Spackman's Occupational Therapy 13rd ed, Wolters Kluwer, Baltimore, 2019, pp.11-42

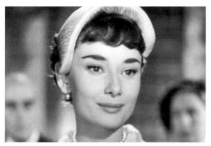
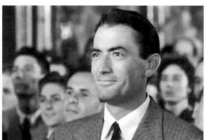
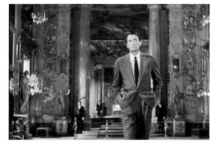

記者会見の最後に，アン王女とジョーは見つめ合い，そしてそれぞれの人生を歩んだ．

　理論は，評価と介入において，どこに着目して，どのように行うかといった方向性を示してくれます．作業療法理論を使えば，作業療法の成果をうまく説明することができるのです[6]．プロセスモデルは，作業療法の進め方を示す理論です．理論を使えば，新人作業療法士であっても，ある程度質の高いサービスを提供できるし，熟練作業療法士の実践をわかりやすく説明することができます．

　これからも，作業療法理論が改定され，新しい作業療法理論が開発されることでしょう．作業療法士の活躍分野が広がり，クライエントの範囲が広がれば，それを説明するための理論が必要となるからです．今ある理論を使い，さらに使いやすい理論を考えていきましょう．理論を使うことで，自分にとっても，他者にとっても，納得のいく作業療法を実践することができます．

6 事例から学べること

▶ 事例1　二十日大根を育てる

　ある日，80代後半の秋田さんが回復期病棟へ入院してきました．転倒し，片側の股関節を骨折してしまったそうで，人工股関節置換術をした後とのことでした．しかし，立位が取れないどころか痛みが強く，いつも険しい表情をして痛い痛いと叫んでいました．鎮痛剤を服薬しても痛みの訴えは続きました．理学療法士が平行棒で立位練習を行おうとしても，取り組みには消極的で，車いすで移動していました．慣れ親しんだ家から，なじみのない白い部屋の中で知らない人たちに囲まれる場所へと急な環境変化に，戸惑い，怒鳴ることも増え，看護師も日々のケアに困っていました．作業療法士は，秋田さんが限られた入院期間の中で，安心した生活を取り戻し，秋田さんや家族の希望する在宅生活ができるようにしていくことが必要だと考えていましたが，チームの方向性が「現状では在宅生活は難しいのでは？」という流れになっていました．そこで作業療法士は，秋田さんが新しい環境に慣れ，在宅生活に向けたプログラムに参加できる流れをつくることが大事だと考えました．

　作業療法士は，秋田さんが入院前にどのような生活を送っていたのか，どのような人生を送ってきたのかを聞きました．信頼関係の構築につながるよう，口調や態度に注意を払い，よく耳を傾けるよう努めました．また同時に，病院の周辺を車いすで散歩する活動に誘いました．病院という空間ではなく，自然のある外の空間で時間を過ごすことが大事だと考えたか

らです．そして，落ち着いた表情になるのを確認したところで，世間話のように昔話をすることにしました．最近の出来事は覚えていませんでしたが，戦争のころの話，子どものころの話をたくさんしてくれました．また，桜の木や虫などを見ると「お前もここで頑張っているんだな」「今日も空は青いなって言ってるぞ」と共感するように優しい笑顔で話しかけていました．散歩を繰り返していくと，「ここの郵便局は前にも通ったな」「こないだつぼみだった花も咲いてきたな」と，少しずつ記憶に残っているような言葉が聞かれてきました．また，病院の庭に咲いていた朝顔やプチトマトを興味深く眺めている姿に注目しました．そして，時間の変化がわかるよう，成長が比較的早い二十日大根を用い，時間的な流れが把握できるように写真を撮って写真日記を作りました．また，水をあげる，成長の様子を見ることを毎日行い，習慣になるようにしました．

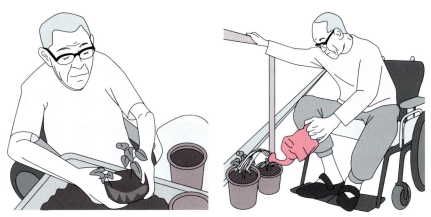

園芸と散歩に取り組む秋田さん

解説

作業療法士は家族が面会に来た際に，貴重な機会を逃さないよう，挨拶に行き，秋田さんがどのような方だったのか話を伺いました．「父は自分勝手で，苦しめられた」と葛藤に満ちた表情で語る家族の姿を見て，家族と

はよい関係性ではなかったと考えました．そこで，二十日大根を笑顔で作る様子の秋田さんや，散歩の際に自然物に優しく語りかける様子を伝え，その際の写真を貼った絵日記を病棟に置くことにしました．家族だけでなく，日頃，ケアに困っていた看護師や，秋田さんが元気になってほしいけどどうしてよいか悩んでいた介護職にも見てもらいました．二十日大根を育て，自然が好きな秋田さんの良い面を見てもらえるよう環境を工夫しました．すくすくと大きくなる二十日大根を見ながら，「新しい芽が出て，命につながるんだな」と語りかけ，間引いた若芽は，「みそ汁にしてぶっこんで食っちゃえばいい」と言うのでみそ汁を作りました．車いすに座った状態で行うため，テーブルを低く設定しました．それでも，鍋に手が当たりそうになることもあったので，やけどに注意しました．味の判断は秋田さんに任せました．そして，おいしくできたみそ汁を，秋田さんの関わりに苦労していた理学療法士や看護師に「ごちそう」することを提案し，笑顔の秋田さんと共にみそ汁を持っていきました．笑顔の秋田さんに，チームのスタッフの態度も少しずつ変化していきました．散歩や園芸，取れた野菜での料理と，それを振る舞うこと．時間と共に，秋田さんは在宅生活に向けた立位練習にも取り組むようになっていました．これまでの父親との関係性に葛藤していた家族も，この過程のことを知ることで，少しずつ在宅で父親の介護をする気持ちへと変化していきました．そして，数カ月後，当初は在宅復帰が難しいとされていたにもかかわらず，笑顔で家族のもとへ退院していきました．

　秋田さんの作業療法プロセスは，文脈を理解する評価から始まりますが，ほぼ同時に介入も始まっています．秋田さんの生活を理解しようと病院外に出ることは，環境的刺激に対する秋田さんの反応を評価できるだけでなく，秋田さんにとっては緊張緩和や過去の出来事の想起という介入になっているのです．さらに，虫に話しかける秋田さんを見たということは，秋田さんが散歩という作業を積極的に楽しむことができたという作業上の

成果を確認したことになりました．この成果から，作業療法士は継続的に対話と観察を続け，評価と介入を行っていき，そのつど成果を確認しています．

　人工股関節置換術後，回復期リハビリテーション病棟に転院したときの秋田さんに，周囲から期待されている作業はリハビリテーションに取り組むことでしたが，秋田さんは険しい表情で痛みを訴えていました．そこで作業療法士は，秋田さんの文脈を理解しようと，入院前の生活を聞きます．入院中の秋田さんにとっては，作業療法士と話すことも作業療法評価という周囲から期待されている作業です．この作業を行う文脈として，作業療法士は屋外という物理的環境を選びました．この物理的環境により秋田さんの表情が和らぎ，昔話をするという課題に取り組むことができました．さらに話題は，木，虫，園芸になりました．その様子から，作業療法士は二十日大根を育てることにします．さらに作業療法士は，社会的環境を理解するために面会に来た家族と話します．そこで家族が秋田さんに否定的感情をもっていたことがわかりました．病棟で秋田さんをケアしているスタッフとの関係も良好ではなかったことから，作業療法士は作業を通して秋田さんの社会的環境を調整しようとします．「二十日大根を育て，自然が好きな人」というクライエントの側面を強調することで，秋田さんの周囲の人々の態度に変化が起こりました．この社会的環境の変化は，病院から期待されている立位練習などに秋田さんが積極的に取り組むという作業の変化をもたらし，その様子を見た家族の気持ちをも動かしました．

　秋田さんの作業の文脈を，作業のトランザクショナルモデルで整理すると次の表のようになります．

表 転倒後に人工股関節置換術をした高齢のクライエントの作業の文脈

地理政治的要素	医療費の自己負担額が低いなど，高齢者を優遇する制度がある国
物理的環境要素	病院の回復期病棟．クライエントにとっては，なじみのない環境．車いすを利用して散歩に出かければ，なじみのある植物などを見ることできる
社会的環境要素	看護師，作業療法士などの医療スタッフ．家族はいるが，クライエントとの関係はよくない
クライエント要素	股関節手術後に痛みがあり，移動には車いすが必要．表情は険しく，立位訓練には消極的．散歩中には植物などに話しかけ，親しみを示す．家族から自分勝手だと思われている
課題要素	回復期病棟では，身体機能訓練への参加が期待されている．作業療法では，散歩や料理などを行っている
時間的要素	人生後期にあり，入院患者としての日課がある
社会文化的要素	医療保険，介護保険制度がある．子どもが親の介護をすることが奨励される文化がある

　この事例では，作業療法士が屋外に散歩に行くことができ，屋外には自然環境がありました．こうした実践の文脈が，この作業療法を可能にしたのです．

　この事例で作業療法士は，最初からクライエント中心，作業焦点，作業基盤を行おうとしました．そのために，秋田さんが興味をもつ作業を探そうと努力します．園芸に興味を示す秋田さんの言葉から二十日大根を育てる作業を思いつきます．間引いた二十日大根の芽は，秋田さんの言葉により味噌汁の具になりました．

　秋田さんは，虫に対して「お前もここで頑張っているんだな」「今日も空は青いなって言ってるぞ」と言い，二十日大根がすくすく伸びる様子を見て「新しい芽が出て，命につながるんだな」と言います．広い世界の中で小さな命たちが，弱いながらも誰かに見守られて，少しずつ前に進んでいくという物語が描かれているように感じます．このようにクライエントの主観世界を想像しながら，作業療法を進めていく叙述的リーズニングが行われているといえるでしょう．

6 事例から学べること　79

🚩 事例2　料理人として

　福島さんは40代前半，奥さんと中華風居酒屋を営んでいました．くも膜下出血で倒れ，重度の左側運動麻痺，感覚麻痺，高次脳機能障害が後遺症として残った状態でリハビリテーション病院にやってきました．部屋へ伺うと90kg近いコワモテの福島さんが車いすに座って，「おーっ」と挨拶してくれました．横には奥さんが立っていました．福島さんに会ったとき，顔は右側をずっと向いていました．昼食の様子を見ると，左側にある食べ物には一切手をつけていませんでした．また，「時間を潰す」ためにと病棟スタッフが渡したノートには，たくさんの文字がびっしりと書いてありましたが，同じ文字が続いて書かれる場所がいくつもありました．よく読むと，「情けない」「頑張るんだ」といった言葉が書いてあることがわかりました．作業療法士は，生活場面で見られるさまざまな現象を明らかにするために高次脳機能検査をしましたが，福島さんは時々怒鳴り，殴りかかろうとする場面もありました．また，左手の拘縮が改善されるようストレッチを行いましたが，痛みが出ると同じように殴りかかろうとしました．理学療法でも，言語聴覚療法でも，「大変な患者さん」として見られていました．奥さんは毎日部屋へきました．福島さんは奥さんの名前に「ちゃん」をつけて，姿が見えないといつも呼んでいました．そして，「また仕事ができるようになりたい」と涙ながらに話していました．あるスタッフはその現象を，感情失禁，現実検討能力の欠如と捉えていました．

　作業療法士も，何をどうしていいのか悩みました．作業が人を健康にすると信じていたのに，福島さんを怒らせてばかりで，無力感でいっぱいでした．作業療法士の先輩に相談して作戦を考えた結果，福島さんの料理教室をやってみようということになりました．そこでまず，福島さんがどれくらい料理をできるかを確認しました．福島さんに提案をしたとき，メニューを「野菜スープ」と決めたとき，調理を開始したとき，料理教室の

話題になるときはいつも，福島さんの表情がガラリと変わりました．怒ったり，泣いたり，卑猥な言葉を言うことはありませんでした．野菜を切る際には，右手のみの包丁操作であるにもかかわらず器用に切り，適度なところで火加減を調整しました．時折，左側の食材に気づかず援助が必要だったり，同じ工程を繰り返す場面もありましたが，目分量で入れる醤油や酒などの調味料を，入れすぎたり少なすぎたりせずに行え，程よい時間で完了，おいしいスープが完成しました．福島さんは涙を流していました．奥さんも隣でうれしそうに眺めていました．

　作業療法士は，福島さんの「また仕事がしたい」という言葉を考えていました．そこで，福島さんが仕事も含め，どのような作業を営み，どのような思いで奥さんと日々過ごしてきたのか，捉える必要があると考えました．作業療法士は，福島さんがこれまで続けてきた仕事や人生について，インタビューを行いました．福島さんは時おり涙ながらに，自分のこれまでの人生のこと，奥さんのこと，そして，仕事と福島さんとの結びつきを語りました．その結果，福島さんにとっての「仕事」にはさまざまな意味があることがわかりました．福島さんが奥さんと出会う前から，さまざまなお店で修行を重ね，それを自信にしていることがわかりました．仕事帰りにお酒や料理を楽しむお客さんたちに「おいしいね」と褒めてもらうこと，世間話をすること，そんなお客さんたちのために，店内のレイアウトや今日のおすすめ等のポップデザインを考えること，アルバイトの大学生に時には厳しく，時には優しく指導を行うこと，休日に奥さんと材料を見て回ること，空き時間に思いついたメニューをノートにまとめること，福島さんの「また仕事がしたい」には，こういった福島さんにとって意味のある大事な要素が不可欠であることがよくわかりました．今の自分の存在を「何もできない，迷惑をかける存在」と捉えつつも，店主に戻ることを目標に，今のつらさをなんとか乗り越えようと踏ん張っていることもわかりました．その後，自宅へ退院．外来で引き続き福島さんは金曜日にやっ

てきては，時折，料理への挑戦を継続していました．ちょうどそのころ，地域で「健康まつり」という行事をやっていて，作業療法士は，この地域資源を活用し，福島さんが大事にしているこれらの要素を含めた露店を出すことを思いつきました．そして，賛同してくれた先輩や後輩たち，また同時期に入院していた福島さんと同年代のご夫婦と共に「the Friday's」を立ち上げました．メニューは，材料費や販売単価などを含め，福島さんと奥さんとで相談しながら決めてもらうことにしました．大学生の年代に近い，若い作業療法士たちは，アルバイト大学生のような役割を担いました．看板作成時のポップアップ作成では，福島さんからの優しさと厳しさの混ざった指導を受けました．これまで行ってきた金曜日の料理教室の時間で，実際の調理をどのように行うか練習を重ねました．担当のケアマネジャーにも福島さんの取り組みや変化を逐一報告しました．

　まつり当日は天気に恵まれ，チーム「the Friday's」には，ケアマネジャーのほか，事業所のスタッフも応援に駆けつけてくれました．皆おそろいのチームTシャツを来て参加しました．そして，見事，スープは完売しました．終了時，チームみんなで主役の福島さんに拍手を送りました．福島さんは，「次回は，もっとパワーアップさせて，少なくてもいいから収益金をあげてみんなで打ち上げをしたい」と抱負を語りました．妻は，「料理をしているときの真剣なまなざしは，あのころの夫と同じ姿でした．また，見られて良かった」と語りました．福島さんは以前と同じお店で，同じように中華料理居酒屋を営むことはできませんでしたが，その翌年，再び健康まつりで，一日限りの中華料理店を開きました．

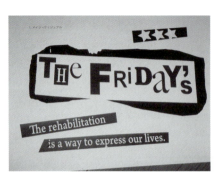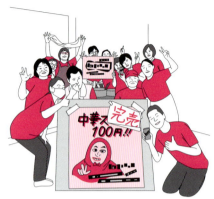

中華料理人復活をしたい福島さんと仲間たち

> [!NOTE]
> **解説**

　くも膜下出血，重度の左側運動麻痺，感覚麻痺，高次脳機能障害という医学的情報と，食事のとき左側にある食べ物に一切手をつけていないという作業療法士の観察結果から，左半側空間無視という高次脳機能障害の症状の一つを疑い，症状の確認と重症度を明確にするために高次脳機能検査を行うというプロセスでは，手続き的リーズニングが使われています．その高次脳機能検査の場面で，クライエントはどなり殴りかかろうとしました．引き続き手続き的リーズニングを使えば，感情失禁，現実検討能力の欠如という結論になります．

　しかし，作業療法士は別のリーズニングを使います．クライエントの立場から状況を理解しようとしたのです．これはクライエントにとってはどのような経験なのかを推測する叙述的リーズニングです．初めて作業療法士がクライエントの部屋に行ったときの「おーっ」という挨拶，ノートに綴られた「情けない」「頑張るんだ」という乱れた文字，障害を顕在化させる検査やストレッチに対する怒り，こうした事実からコワモテの居酒屋店主だったクライエントの心中を察しました．そして作業療法士が料理教室を提案すると，クライエントの表情は変わり，ネガティブな言動が消えた

のです．さらに作業療法士は，クライエントが自分の人生を語る機会を設けます．

さらに作業療法士は，「健康まつり」という地域行事を利用して作業療法を展開することを思いつきます．これは状況的リーズニングといえます．料理をする機会，店のレイアウトや宣伝を考える機会，スタッフを教育する機会をもつことができるのではないかという作業療法士の読みは的中します．

突然の病気によって分断されたクライエントの人生に，以前の人生の要素が再び加わり，これからのクライエントの人生が続いていくように感じられます．「料理をしているときの真剣なまなざしは，あのころの夫と同じ」という妻の言葉には，病気により奪われることがなかった本来のその人らしさが健在であることが示されています．

🚩 事例3　食事介助を楽にするには

千葉くんは不随意運動のある脳性麻痺の男子中学生でした．放課後等デイサービスで出会いました．楽しかったり，つまらなかったり，嫌だったり，言葉の代わりに，豊かな表情で教えてくれました．夏休み中，千葉くんの昼食場面を見ていると，食べ物を口に入れられている姿は無表情で受け身，つまらなそうに見えました．作業療法士は，食事の意味を考えながら，遊びの場面ではさまざまなおもちゃに興味をもって，手を伸ばし，時々手から落ちてしまっても，スタッフにニコニコと笑顔で渡そうとする千葉くんを思い出していました．そして，スプーンの柄の形状を千葉くんの手の操作に合わせてあげたら，自分の食べたいものを自分のペースで食べられるのではないかと考えました．デイの責任者に相談してみると，自分のことを自分でできるようになることが大事であることに同意をしてくれた一方，食事中，千葉くんは他のスタッフなどに気が散ってしまいやす

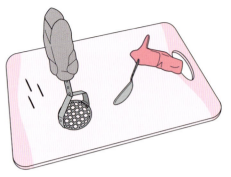

「T字型」スプーン

いから，限られた時間内で食べられることも一緒に考えてほしいと要望がありました．

　そこでまず，千葉くんに太柄のスプーンを使ってもらったところ，力の調整は難しいようでしたが，強く握ることでスプーンを固定することはできました．しかし，強く握りこんでいるうちにスプーンは手の中で滑り，不安定で，食べ物が口に届く前に落ちてしまうことが多い状態でした．2回も食べ物を落とすとそれ以上，口に運ぼうとしませんでした．そこで，熱可塑性のある素材を使って，柄をT字型にし，強く握らなくてもスプーンが安定するように，また，努力的ではなく効率的に自然な動きを引き出せるよう，口への運び方を検討しました．その結果，千葉くんはスプーンに乗った食べ物を落とさずに口に運ぶことができました．作業療法士はうれしくて，思わず，「千葉くん凄いじゃん！」と言うと，一緒に遊んでいたときと同じような笑顔を示し，自ら食べ物にスプーンを差し込もうとしました．そして，また口の中に入れることに成功すると，周りのスタッフに褒められ，再び笑顔で返しました．「なんだ，千葉くん，自分で食べられるんじゃん！」と，あるスタッフが言いました．作業療法士は，食事とは，食べる前には感謝を示して「いただきます」を言い，自分の食べたいものを自分で選び自分のペースで口に入れながら，時々，一緒に食べている人たちと談笑し，限られた時間の中で時間を調整しながら楽しい時間を過ご

し，最後は「ごちそうさま」をして片付けに移ることだと考えていました．なので，千葉くんと食事をするときには，手を合わせる介助をして，「いただきます」を言いました．千葉くんは人と関わることが好きだからなのか，笑顔を示しました．どの食べ物にするか聞いて，選択肢を減らしながら，千葉くんが自分で好きな食べ物を選べる可能性を探りました．すくう際には，うち返しになっている介助皿を使うとスプーンに食べ物をしっかりとのせられました．口へ運ぶときには，千葉くんの手をわずかに口元に持っていってあげる支援が必要でしたが，それだけで千葉くんは自分の力を発揮することができました．千葉くんが自分のできることを自分で行えるようになると，介助するほうも，「どれ食べる？」「おいしい？」「そういえば，家のワンちゃん元気？」と自然と話しかけることが増えていきます．千葉くんは言葉で返すことはできませんでしたが，作業療法士の目を見てニコニコと笑います．嫌いな食べ物には顔を背けたり口を閉じたりすることで，思いを現してくれます．他のスタッフが同じような介助ができるよう写真を撮って，申し送りを作りました．また，書類だけでは十分に伝わらないと考え，食事介助中，周りのスタッフに，ほらこんなこともできた，こういうふうにやったら千葉くんもできると，方法を積極的に伝えるようにしました．そんなことを繰り返していくうちに，食事中，スタッフに「注意がそれて」しまうことはなくなり，怒られることもなくなりました．食事はわずかに手を添える程度の介助は必要でしたが，限られた時間の中で，時折笑顔を見せながら自分で食べ物をすくって食べられるようになりました．

　千葉くんのお母さんは，千葉くんが食事を少しでも自分でできることを望みつつも，忙しい日々の中で千葉くんに多くの時間を割けないというジレンマを抱えていました．そこで，作業療法士は送迎の際に，今日の千葉くんがどれくらい上手に食べられたのか，どれくらい楽しそうにしていたのかを伝えることにとどめ，焦らず，今だ！というチャンスを逃さないようにしながら，お母さんと千葉くんの変化を見守ることにしました．

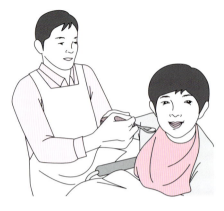

デイでの昼食に楽しんで参加できるようになった千葉くん

|解説|

　世界作業療法士連盟は,「作業療法の成果はクライエントが決め,多様であり,参加や作業参加から得られる満足,あるいは作業遂行上の向上において測定される」としています[1].昼食場面を観察した作業療法士は,遊びのときは笑顔の千葉くんが,食事中は受け身でつまらなそうな表情であることに着目しました.そして作業遂行を観察し,スプーン操作や口に食べ物を運ぶことの困難さを解消するために,自助具を作成します.作業療法士が千葉くんのために作成したT字型のスプーンの柄とわずかな介助は,千葉くんが食事をするときの作業遂行を向上させました.それを見たスタッフの称賛も加わり,千葉くんは笑顔になりました.

　これは代償モデルによる作業遂行の向上といえます.千葉くんの心身機能の向上がなくても,道具の工夫と介助者教育により,作業ができるようになりました.

　作業療法サービスを求める人をクライエントとするなら,この事例のクライエントはスタッフであると考えることもできます.スタッフには,千

---

1) World Federation of Occupational Therapists：Statement on Occupational Therapy. https://www.wfot.org/resources/statement-on-occupational-therapy（世界作業療法士連盟（吉川ひろみ訳）：世界作業療法士連盟の声明書．http://www.joted.com/）

葉くんが限られた時間内に気が散ることなく食事を終了してほしいという
要望がありました．スタッフは，作業療法士が提案した食事中のわずかな
介助をすることを受け入れたので，スタッフの要望も叶えられました．

🚩 事例4　ケアを求めているのは

　長野さんは90代の女性，脳卒中を何度か繰り返し，左側に重度の麻痺
がありながらも，住みなれた自宅に退院し，娘さんが介助を行い，訪問介
護，訪問入浴と併せて，往診，訪問リハビリ，訪問看護が開始となりまし
た．娘さんは，長野さんがいろいろな出来事で，苦労しながら私を育てて
くれたと，話をしてくれました．そして，だからこそ今度は私が母親を介
護する必要があると考えており，介護へ積極的に関わろうとしていまし
た．急性期病院からの「寝たきり」という情報から，ティルト・リクライ
ニング式の車いすがすでに導入されていましたが，本当に「寝たきり」な
のか評価をする必要があると考えました．そこで作業療法士は，娘さんが
「母は，私や父が起きてくる前にいつも化粧をし，身だしなみを整えてい
た」と言っていたことを思い出し，長野さんの血圧や脈拍などの変化に注
意をしながら，端座位になって，手鏡を持ってもらい，髪をとかすことを
試みました．鏡を見つめる長野さん．ゆっくりとながら何度も自分の髪を
とかすことができました．「いつも肌がおきれいですよね」と言うと，恥ず
かしそうに笑いました．それを見て娘さんも，「いくつになったって女性は
女性ですものね」と言って笑いました．バイタルは落ち着いていたので車
いすへ移乗しましたが，娘さんが介助を行うのは難しいようでした．車い
すに座り，食事を自分で行えるかもしれないと考え，娘さんに相談すると，
「ヨーグルトはどうかしら？」と提案がありました．ヨーグルトを食べる際
に，ヨーグルトのカップを固定できない，ヨーグルトをすくう際にこぼす，
スプーンをしっかりと持てない，口に運ぶ際にあふれることが多いといっ

た場面がありましたが，動作が何度も止まることはなく，ゆっくりとですが口に運んでヨーグルトを食べることができ，「おいしいですか？」と聞くと，「ふふふ」と笑うことができました．作業療法士はこれで長野さんが「寝たきり」ではなく，車いすに座って食事を少しずつできるようになると考え，うれしい気持ちになりました．

　しかし，訪問を繰り返していくうちに，娘さんの疲労感が徐々に増えていっていることがわかりました．作業療法士は，介助用ボードや，ベッドに取り付けるリフト等を紹介し，長野さんが自分の力で食事をできる可能性を探ろうと考えていましたが，娘さんの表情は曇っており，ベッドで寝たままの長野さんの生活様式は変わりません．作業療法士は，「今度は私が母の世話をするんだ」と強い意思で話していた娘さんのことを考えました．すでに訪問の介護サービスは十分入っています．それでも娘さんは，夜間のこまめな体位変換や，排泄介助を続けようとしていました．作業療法士は，長野さんへの関わりと同じぐらい，娘さんが長野さんの介護を担っていることの意味を捉えることも大事だと考えていました．娘さんと長野さんとの物語を自然に語れるような自然なかたちを意識しながら，娘さんの介護を含めた作業を捉えることを続けることにしました．

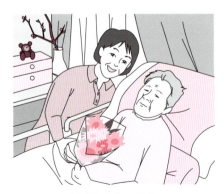

娘さんと長野さん

解説

　作業療法士は変化を求めます．寝たきりよりも車いすに座っているほうがよい，食べさせてもらうより自分で食べたほうがよい，少しでも自分でできることがあったら，それを行ったほうがよい．こう考えるのは，作業療法士がもつ作業遂行を向上させる知識と技能を使うことができるからです．

　しかし，90代で脳卒中を繰り返し，重度の心身機能障害があるクライエントにとって，作業遂行を向上させる知識と技能を使うことが正しいでしょうか．こうした自問自答は倫理的リーズニングを使っていることになります．

　自律尊重という倫理原則に従うならば，長野さんの人生はこれまでどのようなものだったのか，晩年の生き方の希望を長野さんは周囲の人に伝えていたのかを中心に考えながら，できるだけ長野さんの意向に沿った人生をサポートすることになります．無加害の原則に従うならば，長野さんの苦痛を取り除くことを考えます．寝たままの生活が及ぼす害の種類と程度を見極め，それを軽減することになります．

　この事例でも作業療法サービスを求めているのは，長野さんではなく娘さんのようです．娘さんの自律尊重，無加害という観点から考えることができます．母親を介護する意思を明確に示す娘さんと一緒に，幸福を感じることのできる作業を探すことができるかもしれません．

🚩 事例 5　安心をもたらした役割

　ある日の高齢者デイサービス．利用開始間もない滋賀さんは，夕方になると自分のロッカーを探しては，開けたり閉めたり．玄関まで行っては，「まだ帰る時間じゃないですよ」と説得されて席に戻されるものの，10分もしないうちにロッカーを探し始め，玄関に行っては戻されることを繰り

返していました．最初のころは頻繁に声をかけていたスタッフも，次第にその回数が減っていきました．作業療法士は，滋賀さんの不安そうな表情，変化しない行為，スタッフの声かけが少なくなっていることが気になっていました．そこで滋賀さんのことを振り返ってみると，滋賀さんが帰る支度を始めるのは，早便といわれる，おやつを食べた後に帰るグループが帰り支度を始める時間帯と重なっていました．滋賀さんの行為について，ある介護職に相談すると，「奥さん曰く，もともと几帳面で時間には厳しい人だったみたいよ」と教えてくれました．

　作業療法士は夕方，いつものように玄関で不安そうに行ったり来たりしている滋賀さんに声をかけてみました．そして，滋賀さんが少しでも安心できるように，また，滋賀さんと関係性を築くため，比較的想起しやすい滋賀さんの生まれ育った街について聞いてみました．ある南の県の出身ということがわかり，インターネットで情報を調べ，温泉や湖のある小さな街のことを共有すると，滋賀さんは「よく知ってるなあ！」と笑ってくれました．そして少し間をおいて，滋賀さんに「あ，掃除の時間だ！　滋賀さん，お願いがあるのですが，机を拭くのを一緒にお願いできませんか？無理はなさらなくても大丈夫なのですが」と伺うように聞いてみました．そうすると，「バスの時間が…」と送迎時間を気にしていたので，「バスはあと１時間，４時半に来ますよ」と伝えると，時計を見て，「あーそうか，まだ時間があるな」と安心した表情になり，机を拭くことに協力してくれました．滋賀さんが机を拭く際，少し机にもたれかかるようにしないと安定しない様子でしたが，程よい時間で大きな机の半分を集中して拭くことができました．一緒にやることが大事だと思っていた作業療法士は，残りの半分を拭きながら「滋賀さん，本当にありがとうございます．二人三脚，二人でやるとあっという間ですね．助かります」とお礼を伝えると，机を拭きながらほほえむように笑っていました．そして，「次はどれだ？」と私に聞いて，他の机も拭いてくれました．途中で動きが止まったり，同じと

ころを拭いてしまったりすることなく，完了することができました．机を拭いていると，それを見た介護職は滋賀さんに「あら，すみません，ありがとうございます」と声をかけました．終了後，「お疲れになったと思います．コーヒーでもいかがですか？」と言うと，「ありがとう！」と笑顔で返し，4時半までの送迎時間まで机で過ごされました．

　夕方のスタッフミーティングで，滋賀さんとの出来事を伝え，他のスタッフも滋賀さんのことに関心をもっていることがわかりました．作業療法士は，週1回の勤務という制約がありましたが，出勤時には同じことを繰り返し，スタッフに見てもらい，滋賀さんの変化を伝えることを繰り返しました．1カ月後，作業療法士が勤務していない曜日でも，他の介護職が同じように滋賀さんに机を拭く依頼をするようになりました．滋賀さんの不安そうな表情や，行ったり来たりしていた行為はなくなっていきました．

解説

　デイサービスで，ロッカーを探したり，玄関に行ったりしていた滋賀さんと机拭きを結びつけたのは，作業療法士でした．「机を拭くのを一緒にお願いできませんか」と言う作業療法士の言葉を，クライエントがどのように受け止めたかはわかりません．しかし，滋賀さんが「次はどれだ？」と聞いたとき，作業療法士は滋賀さんと机拭きとの結びつきが少し強まったと感じたと思います．不安な表情で帰ろうとしていた滋賀さんの行動が改善したのは，机拭きという作業と滋賀さんが結びついたせいかもしれないし，丁寧な作業療法士の態度やスタッフからの感謝の言葉のせいかもしれません．

　最初に作業療法士がしたことは，滋賀さんとの関係性を築くことでした．高齢者は短期記憶よりも長期記憶のほうが保たれていることを，作業療法士は知っていたので，生まれ育った町の話題を選びました．インター

ネットでその町の情報を集めたのは，たぶん勤務時間外だったと思います．作業療法士の仕事には，こういうことがよくあります．クライエントのために集めた情報が，プライベートな生活でも役立つこともよくあります．公私混同と見えるかもしれませんが，日常生活をよりよくするための情報収集や環境調整を，仕事として完全にプライベートと区別することが難しいのです．作業療法は，作業療法士個人の趣味や特技を生かすことができる仕事でもあります．

　故郷の話題で滋賀さんの笑顔を見た作業療法士は，偶然を装って滋賀さんに机拭きを依頼します．「帰りの時間まであなたが安心して過ごすことができるために立てたケアプランである机拭きを行います」とは言いませんでした．自然な文脈で滋賀さんが行動することを期待したのです．時間に厳しい人だったという奥さんの言葉から，滋賀さんは一家の主として真面目に仕事に取り組んでいた人ではないかと想像できます．それがデイサービスでは，他人が決めたスケジュールに従って，役割もなく過ごしていたのです．仕事をし，感謝され，コーヒーを飲んで帰宅するという滋賀さんにとってなじみのある日常を，作業療法士は創り出したのです．

🚩 事例6　みんなでおやつ作り

　8月のある日．作業療法士は，就学年齢にある重症心身障害児を対象とした放課後等デイサービスで勤務でした．月に1回のイベント企画を担当しており，午後に何をするか，悩んでいました．参加者は5名，子どもたちそれぞれに強みと困難さがありましたが，大事なことは，子どもたち全員が自分の強みを発揮して，好きなことに参加して楽しめること，と考えていました．そこで，改めて子どもたちのことを振り返ってみることにしました．そうすると，みんな「食べること」や「人と関わること」が好きだとわかり，おやつ作りを行うことにしました．飲み込みが難しい子ども

たち，アレルギーのある子どもたちもいるため，おやつの材料や形態にも配慮しました．

マユミちゃんは，表情の変化が少なく，また，パワフルな他の子どもたちと比べると，注目を浴びづらい印象がありましたが，酸っぱい刺激に驚き，甘いものにはほほえむ強みがありました．

タロウくんは，手で物を操作することにぎこちなさがありましたが，スイッチ操作が好きで，さまざまなことに興味をもつことが強みだと考えました．

ハナコちゃんは，食べること，音楽，踊りが大好きで，手の力の弱さがありましたが，両手を使ったり，硬さを調整したりすれば，生クリームなどを絞ることができました．

ユカリちゃんは，身体を大きく動かす刺激が大好きで声を出して笑いますが，静かな活動には受け身でした．

モモちゃんは，気管切開をしていましたが，促すとスピーチカニューレで単語程度を伝えることができました．人と関わることが好きですが，食事時間などの座っていることが求められる時間でも，手持ち無沙汰になると立ち歩いてスタッフの後ろをついて回ることが見られました．グループの中では一番年上で，お手伝いを依頼すると，笑顔で行うことができました．作業療法士は，子どもたちの特性を活かせるよう，「チーズケーキ作り」を行うことにしました．グループ活動のはじめには，「何かが始まる」ことに気がつき，楽しい時間を期待できるよう，リズムの弾んだ明るい曲を流し，スタッフみんなで手拍子をし，子どもたち一人ひとりに「始まるよ～」と触れました．始まりや終わりの挨拶には，スイッチを押すと，録音した声が流れる道具を用いました．子どもたちがスイッチを押すと「これから，おやつ作りを始めます！」と始まりの挨拶が流れるようにしました．バターを溶かす等の電子レンジを使う工程や，ミキサーを回す工程など，スイッチ操作を意図的に入れました．頻繁に，「味見コーナー」を取り

入れ，レモン汁の酸っぱさや，甘いクリームチーズで，笑顔や，みんなの注目を浴びる時間を作りました．飾りつけに，力が弱くても，はたらきかけの変化がすぐわかるよう，生クリームの硬さを調整し，両手で絞ってもらいました．

マユミちゃんは，声の流れる道具のスイッチを押し，始まりの挨拶を行うとともに，みんなからの注目を浴びました．レモン汁の味見では，レモンの酸っぱさに悩ましげな顔になりましたが，普段なかなか表情の変化が見られづらいがゆえに，貴重な表情を写真に収め，お母さんに見せることができました．

タロウくんは，何度も手を伸ばして電子レンジのスイッチを押し，「よくできました〜！」とみんなに褒められると，ニコニコと笑いました．

ハナコちゃんは，始まりの曲で，手や足を動かしてリズムを取り，生クリームを絞った後は，両手を上にあげて喜びのポーズをとりました．

ユカリちゃんには，木の棒を握ってもらい，大きく何度も振りかざして袋に入ったクッキーを砕いて，チーズケーキの下地作りをお願いしました．誰にもかなわない力強さで声を出しながら笑顔で行うことができました．

モモちゃんには，使った道具や食器をシンクに運んだり，ゴミを捨ててもらったり，お手伝いを依頼しながら，スタッフとの関わりや，こまめに立ち歩く機会を作りました．おやつの挨拶を依頼すると，全体の準備が整うまで，座って待ち続けることができ，スピーチカニューレを使って「いただきます！」と笑顔で挨拶をし，賞賛を受けるととてもうれしそうにしていました．作業療法士は，スタッフが連絡帳に活動時の様子を書いていることを知っていたので，「今日はこんな変化が見られたと思います」と積極的に伝えるようにしました．送迎の際には，ご家族に子どもたちの表情の変化や，その日の活躍を示してくれたことを積極的に伝えることを意識しました．

6 事例から学べること　95

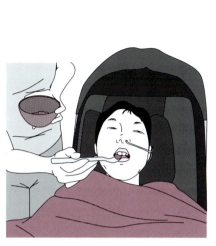
味見で活躍

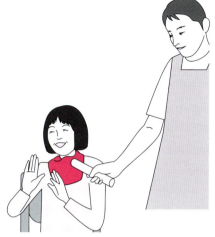
始まりの挨拶で活躍

お名前	強み	困難さ	集団プログラムでの役割
マユミちゃん	・酸っぱい刺激に驚く ・甘いものにはほほえむ	・表情の変化が少ない ・注目を浴びづらい印象	・始まりの挨拶をする ・味見で表情豊かに
タロウくん	・スイッチ操作が好き ・さまざまなことに興味を持つ	・手で物を操作することがぎこちない	・電子レンジのスイッチを押す
ハナコちゃん	・食べること，音楽，踊りが大好き	・手の力が弱い	・始まりの曲で，手や足を動かしてリズムを取る ・完成して喜びのポーズ！
ユカリちゃん	・身体を大きく動かす刺激が大好き	・静かな活動には受け身	・木の棒を大きく振ってクッキーを砕く
モモちゃん	・人と関わることが好き ・一番年上で，お手伝いを依頼すると，笑顔で行う	・気管切開 ・手持ち無沙汰になると，じっとしていられない	・食器の片づけなどのお手伝いをする ・スタッフと関わりながらこまめに立ち歩く ・おやつの挨拶まで座って待つ ・おやつの挨拶をする

解説

　集団で行う作業では，個人が行う作業では得られない効果を得ることができます．「チーズケーキ作り」という作業の意味を増幅させるために作業療法士は，文脈に配慮し調整していきました．チーズケーキ作りという課題に必要な要素を分析して，子どもたちそれぞれの機能と結びつけました．作業療法士の頭の中では，情報の分解と統合が行われました．そして，ケーキ作りが行われたデイサービスにおける環境調整だけでなく，連絡帳を介して子どもたちが家族とより良好な関係をとることができるように配慮しました．

集団でのチーズケーキ作りの文脈

地理政治的要素	重症心身障害児のための放課後等デイサービス
物理的環境要素	チーズケーキ作りに必要な道具や材料
社会的環境要素	作業を盛り上げる作業療法士やスタッフ 連絡帳を介して子どもの様子を知る家族
クライエント要素	子どもたちそれぞれの心身機能の特徴
課題要素	クッキーを砕いて土台を作る，電子レンジやミキサーのスイッチ操作，味見，生クリームを絞る，道具の運搬，ゴミ捨て，いただきますの挨拶
時間的要素	月に1回のイベントとしての作業
社会文化的要素	その施設の習慣として，グループ活動の開始時と終了時にVOICAによる挨拶が流れる

事例7　ホットケーキを作った後

　回復期病棟に，重度の右片麻痺と失語のある福井さんが入院してきました．福井さんは70代の女性で，発症前から聴覚障害があり，手話で人と会話をしていました．病室の福井さんは不安そうで，右手だけで一生懸命に今の想いを伝えようとしますが，昔から手話で会話してきたという夫や友人にとっても，福井さんの手話は全部がわからないと，困った顔で教えてくれました．作業療法士は限られた期間の中で，福井さんが自宅に戻れ

るような生活スキルを獲得できたらと思いました．しかし，福井さんは作業療法士の指示や，運動療法プログラムにいつも険しい顔をしていて，作業療法士は時間ばかりすぎていくことに焦りを感じていました．そこで，ペアの理学療法士や，病棟のスタッフと問題を共有し，「こんにちは」「リハビリ」「一緒に頑張りましょう」「痛いですか？」等の手話を，病室にくる夫や友人に聞いたり，本などで調べたり，スタッフ同士，手話を学び合いました．また，言葉ではなく，表情や視線，触れる等のコミュニケーションを用いながら，関係性を構築できる方法を探りました．

　ある日，訪問にきていた夫から，福井さんは食べることが好きということを聞きました．確かに，食事は残さず食べ，食事中，表情の暗さは少ないように見えました．作業療法士は病室で暗い顔をしている福井さんに，ホットケーキミックスの箱を持っていき，「お腹空いた？」「これ作る」「一緒に食べよう」と手話で伝えると，「難しい」という手話と悲しそうな表情で返事がきたので，「大丈夫」「一緒」「頑張ろう」と笑顔で伝えると，少し笑顔が見られるようになりました．多くの提案には手を横にふって，「いやいや」と反応していた福井さんでしたが，ホットケーキ作りに対しては，自ら車いすに乗り，エレベーターまで自分で車いすをこぐことができました．調理では，すべての工程を助け合いながら一緒に行い，楽しい時間を共有することに焦点を当てました．福井さんが不安そうながらも泡立て器で回し始めたり，作業療法士が手についた生のホットケーキミックスを口に入れてマズイの表情をしたときに福井さんが笑ってくれたり，焼いているときのいい匂いを共有しあうことができたり，今まで見たことのなかった福井さんの様子が見られました．焼きあがったころ，理学療法士も来てくれ，3人で「いただきます」をして食べました．「おいしいね」を共有したころ，病室で暗そうにしていた福井さんの表情はなくなっていました．その後，少しずつ平行棒で歩く練習や，洋服を着る練習などにも，「しかたないよね」というような表情ではありましたが，「疲れますよね」「大変で

すよね」という手話と表情を通して取り組み，自宅へ退院して行きました．

解説

作業療法士は，作業を通して非言語的コミュニケーションを使うことができます．ホットケーキミックスの箱を見た福井さんは，悲しそうな表情をしましたが，拒否することはありませんでした．そして作業療法士の笑顔に応え，自分で車いすをこいで，調理に取りかかりました．作業療法士が手についた生の粉を口に入れてマズイ表情をすると，福井さんは笑いました．焼いているときに作業療法士と一緒にいい匂いを嗅ぎました．一つ一つの作業工程が，福井さんの心と体を少し軽くしていったように思います．

🚩 事例8　寿司職人の気概

80代の富山さんは，寿司職人として息子さんと共に現役で寿司屋を営んできました．しかし，圧迫骨折によって入院．60年続けてきた習慣に大きな変化が生じてしまいました．作業療法士は富山さんとリハビリテーション病院で出会いました．食事や排泄以外，ベッドの中で丸くなっています．テレビはついていても，流れているだけのように見えました．「富山さん，初めまして」と自己紹介をしながらベッドへ近づくと，元気のなさが見てわかるような暗い顔をした富山さんが布団から顔を出しました．実は富山さんと会う前に，作業療法士はユニットミーティングで，富山さんを担当していた後輩のリハスタッフから「リハ拒否があって，進まない」と相談を受けており，ユニットスタッフ全体で，どのような戦略を立てたら富山さんが「元気に」自宅へ退院できるかを考えていました．作業療法士は，入院してくる多くの高齢者がこれまで担ってきた役割や習慣を失い，なじみのない人や環境に囲まれ，打ちのめされている状況の中で，い

わゆる「リハビリ」をしないといけないことに順応できないケースを数多く経験してきました．なので，「富山さんが60年以上続けてきた寿司職人としての人生が断絶されてしまったこと」について考えながら，声をかけました．富山さんは，「生きている意味がない，人間辞めようと思った．歩くってことは生きること．歩けないことは死ぬことだと思っている」と涙ながらに話しました．作業療法士は，「富山さんにとって歩けないことは，寿司職人としての人生が終わったも同然，何にもやる気が出ない絶望状態にある」と考えました．そこで，調理などを通して，何か元気になる機会になればと思いつつ，段階づけをしながら様子を見ていくほうが良いと考え，病棟で行われていた「コーヒー活動」に毎回声かけをしながら，一日の習慣を整え，離床の機会を作ることにしました．

　コーヒーが好きという富山さん．次に考えたのは，飲み終わったコップの洗い物でした．「富山さん，すみません，今日，いつも洗ってくれる○○さんが体調悪いそうで，もし，差し支えなければ，富山さんにお願いできますか？」そう尋ねると富山さんは，できるかなぁという表情ではありつつも，「わかった」と言います．作業療法士は，富山さんがトイレなどでは痛みなく立位を取れていることを知っていたので，「富山さん，今日はちょっと立ってやってみませんか？」と尋ねると，おそるおそる立って洗います．担当の後輩たちも，作戦を立てていたとおりに，「富山さん，すごい，立って洗ってる！　ありがとうございます!!」と伝えると，富山さんの笑顔が少しずつ豊かになっていきました．気がつくと，洗い物は富山さんの仕事になりました．立位に自信がつくと，富山さんはシンクを洗った後，乾いた布巾で磨きます．「ステンレスはね，ピカピカのほうがいいんだよ」寿司職人としての魂を垣間見る瞬間です．

　人と関わることへの安心感が生まれていると判断した作業療法士は，次の作戦として，同年代の患者さんを集め，輪になって，立ち上がり練習を行うことを考えました．これはユニットミーティングで，他の理学療法士

たちに協力を仰ぎました．富山さんは参加後，「競争心ができるよ．人が
やっているのに自分だけ休んでいられないじゃない」と言います．その表
情は，初日のベッド上で見た表情とは比べものにならないくらい，やる気
に満ちたものでした．そこで作業療法士は，富山さんに料理を教えてもら
うことを依頼します．作業療法士の力量に合わせ，さまざまな和食が提案
されます．そこで，きんぴら作りをすることにしました．富山さんがお手
本で作ります．作業療法士は弟子でもありますが，同時に，富山さんが台
所に手をつきながらも，長いこと立位を取り続けられることに驚いていま
した．「富山さん，大丈夫ですか？　疲れませんか？」時々，作業療法士に
戻り，富山さんに尋ねると，「それよりも…」という感じで，料理の味つけ
や火加減に集中しています．時折，左手でフライパンを固定し，右手の箸
でごぼうを炒めましたが，転びそうだったり，痛みが増強しそうになった
りといった場面は見られませんでした．弟子として，富山さんが言うよう
にメモをとりながら，作業遂行も観察していきました．完成した富山さん
お手製のきんぴらは，他のリハスタッフや看護師，ケアスタッフにも大人
気．富山さんは，料理を教えることに「人間ってさ，教えるのが優越的じゃ
ない？　能書き言いながらさ」と言って涙ぐみます．また，富山さんが家
屋評価で外出した際には，自ら砥石を持ってきました．「（調理訓練室の）
包丁が切れてないと商売にならないでしょ？　時間あるときに自分がやる
よ」と言って，夕方，立位で包丁研ぎを行うことが習慣となりました．

　そんなことを繰り返していたある日．富山さんが，担当の後輩作業療法
士に「あの人（筆者）が本気でやりたいならもう一回やろうと思うんだけ
ど」と，煮物に必要な材料を書いたメモを渡してきたそうです．富山さん
の書いた波だった文字を見ながら感動をしました．ベッドで丸くなってい
た富山さんは，なんとかではありますが歩けるようになって退院．担当の
後輩の話では，店に立つ息子さんの横で，時折座りながら指導をしている
とのことでした．

6 事例から学べること 101

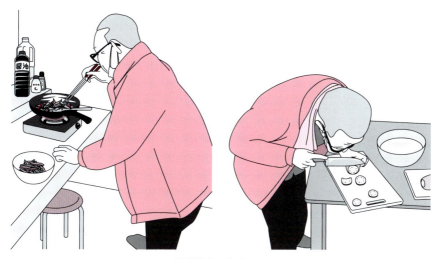

寿司職人の富山さん

解説

　クライエントを，圧迫骨折により60年以上続けてきた寿司職人としての人生が断絶されてしまった人と見た作業療法士は，クライエントの言葉から叙述的リーズニングを使って，クライエントの心情を理解しようと努めました．これは，「リハ拒否があって，進まない」クライエントへのセラピストの態度とは異なります．富山さんは，リハビリを拒否しているわけではありません．セラピストが提案した「リハビリ」にのってこない富山さんに対して，拒否しているとセラピストが解釈しているのです．

　病棟で行われている「コーヒー活動」に誘い，飲み終わったコップを洗うことを依頼する作業療法士は，作業の文脈を整え続けます．社会的環境，課題の要素，クライエントの心身機能をうまく統合させて，富山さんの物語をつくっていきました．洗い物の後に，富山さんが乾いた布巾でシンク回りの磨き，「ステンレスはね，ピカピカのほうがいいんだよ」と言いました．作業療法士にうれしさがこみ上げる瞬間です．寿司職人としての富山さんを見ることができたからです．

作業療法士の知識は，クライエントの心身機能の回復に合わせて，作業の段階づけを可能にします．作業が求める能力と富山さんの現在の能力とを照らし合わせ，何がどのくらい難しいかを予測します．作業を行う富山さんの遂行の観察から，作業療法士は判断をし続けます．これがこのくらいできたなら，あれはできるだろう，あれよりこれのほうが簡単だろう，ここの手順をこう変えれば安全にできるだろう……作業療法士の頭の中では，さまざまな情報が複雑につながり合っていきます．

　作業療法士が段階づけを通して富山さんの作業を拡大したのと並行して，富山さん自身も自ら作業を広げていきました．作業療法室の包丁を研いだり，料理レシピを教えたり，富山さんは自分の人生の物語を，再び紡ぎ始めたようです．

▶ 事例9　作業よりリハビリ

　石川さんは80代の女性，脳性麻痺の二次障害として，頸髄症があり，しびれや痛み，歩行の困難さがありました．石川さんの夫は腰痛がありながらも，入浴介助や通院，買い物などを行っていましたが，訪問リハで伺うときは，いつも近くのテーブルで新聞を読んでいました．作業療法士は，産休となる理学療法士から担当を引き継いでいました．数回の訪問の中で身体の状況を評価し，石川さんの希望や重要度，遂行度を評価していきました．その結果，料理が少しでもできるようになること，一方，課題として，冷蔵庫から物を取り出し身体の向きを変えて運ぶときに転ぶことが多く怖いこと，カレーなどお玉で混ぜるときにお玉が手から滑ることがたびたびあり，力を入れ続けなければならず，疲れることが明らかになりました．具体的な料理場面の観察をできないか提案し，ステーションに戻ると看護師所長から，「ケアマネから電話がかかってきて，以前のリハビリの人とのアプローチが全然違うので困る．前の人と同じようにやってもらいた

いと旦那さんが言っている」と報告を受けました.

　作業療法士はその後，前の理学療法士がやっていたように，筋トレとマッサージを行うことに変更しました．本人が実際に困っている作業遂行上の課題が明らかになったのに，なぜ筋トレやマッサージを続ける必要があるのか考えていました．そのとき気がついたことは，いつも隣で座って新聞を読んでいるように見えた夫の希望や思いを尋ねていなかったことでした．限られた時間の中で，作業遂行上の課題が何かを明らかにすることに夢中になり，確かに身体に触れる時間も減っていました．石川さんと夫が二人三脚で歩んできたことを想像し，石川さんと共に暮らす夫の意見は，石川さんのそれと同じぐらい大事であることに気がつきましたが，ぎこちない関係が続いたある日，石川さんご夫婦の希望で訪問は終了となってしまいました.

解説

　作業を通して健康になるという考えに，すべての人が賛同するわけではありません．高齢になり，病気になり，身体が不自由になったら，自分で作業をするよりもマッサージをしてもらいたいと思う気持ちはわかります．マッサージ師という職業があり，大勢のマッサージ師が活躍しているので，マッサージに価値があることは明らかです．しかし，作業療法士は質の高いマッサージはできません．教育を受けていないし，資格もないからです．きちんと学んでいない手技をクライエントに行うことは，正しいでしょうか.

　筋力トレーニングなど身体がうまく動くようになるための知識と技能を持つ専門家は，理学療法士です．作業療法士は質の高い運動療法を行うことはできません．理学療法士ほど十分な教育も受けていないし，資格も違うからです．自分よりも質の高いサービスを行うことができる専門家がいるにもかかわらず，専門家に依頼せずに専門ではない手技をクライエント

に行うことは，正しいでしょうか．

　作業療法士は，人は作業を通して健康になることができると信じています．作業療法士には，この考えを広く一般に教育するという役割もあります[2]．病気になったり，障害者になったりしたら，他者から保護を受けて生活するしかないという考えあるいは障害者になったからには「リハビリ」に励むことで，家族や社会での居場所を得られるのだという考えが，社会の人々の中に潜んでいるように思います．こうした考えは作業的公正を妨害します．作業的公正が実現すれば，誰もが自分にぴったりの作業と出会い，その作業を通して人生をより良いものにしていくことができます[3]．病気や心身機能障害，人種差別や貧困などにより，自分に合う作業を探す機会が制約され，その作業と結びつくことができない状況は作業的不公正を招いているのです．こうした問題には，個人レベルだけではなく，組織や社会レベルで対処する必要があります．作業的公正を目指すというビジョンを共有する仲間とともに，長期展望をもって戦略的に取り組んでいきましょう[4]．

　この事例で考えたように，夫もクライエントと捉えて，作業療法士がかかわることができます．叙述的リーズニングを使って，石川さんと夫の文脈に沿った作業を見つけることができるかもしれません．

🚩 事例 10　「手が動くように」と言われても

リハビリテーション病院で働き始めて間もないころ，担当した香川さん

---

2) World Federation of Occupational Therapists : Position statement on consumer interface with occupational therapy. https://www.wfot.org/resources/consumer-interface-with-occupational-therapy〔世界作業療法士連盟（吉川ひろみ訳）：世界作業療法士連盟の声明書．http://www.joted.com/〕

3) 吉川ひろみ：作業って何だろう　作業科学入門　第2版．医歯薬出版，2017

4) Townsend E，吉川ひろみ：作業的公正の可能化―病院での実践．作業療法　**30**：671-681，2011

は，70代で大工として働いていたねじり鉢巻きの似合いそうな方でした．脳卒中により，左半身が動きづらい方で車いすに乗っていました．車いすを自走していましたが，左側をあまり見ることがなく，まっすぐ進むことが難しい状態でした．車いすを駆動する際には，左手が車輪に巻き込まれることがたびたびありました．また，話をしていると，すぐに泣き始めることが多くありました．先輩からは，「病態失認がある」「感情失禁がある」と教えてもらいました．香川さんは釣りが好きだと言いました．作業療法士はソーシャルワーカーに相談をして，釣りに行くことはできないか相談しましたが，介入時間を大幅に超えることや，上司からリスク管理のことを問われ，行くことを断念しました．

　作業療法士は何をするべきなのかわからず，セラプラストの粘土で，餌を丸める練習を勧めましたが，香川さんの表情は暗いままで，やらされているような様子でした．病棟のトイレでは，見守りから一部介助で行うことになっていましたが，香川さんは注意をされても，自分でトイレへ行ってはブレーキをかけ忘れたり，麻痺のある左足が引っかかったりして，転落していることが問題としてあがっていました．作業療法士は，トイレ動作を改善することが必要だと考えて，ベッドの上で，香川さんに筋力トレーニングプログラムを行うことにしました．筋トレを行おうとすると，10回運動すると伝えているにもかかわらず，5回目ぐらいで，自分の世間話を始め，運動が続きませんでした．ストレッチをしているときは，眉間にしわを寄せて目をつぶっていました．

　香川さんの左手は，発症してから2カ月経っていましたが，触られている感覚もわからず，少しも動かない状態でした．香川さんは，「この手，動くようになるかなぁ…」と，作業療法士に尋ねてきたので，「少し難しいと思います」と答えました．作業療法士は，ずっと香川さんとの見えない壁を感じていましたが，どうして良いのかわからず，トイレができるようにさせることが必要だと焦ってばかりいました．ある日，尿器を使えれば安

全に排尿ができると考え，香川さんに，「尿器を使っている場面を見させてください」と頼みましたが，香川さんに，「そんなものが見たいなんておかしい奴だ！」とどなられてしまいました．作業療法士は，最終的に上司に相談をし，担当を変更することになりました．

解説

　作業療法がうまくいかなかったとき，その理由を考えることができます．新人作業療法士は自分の失敗経験から学び，熟練していくのです．この事例で作業療法士は香川さんの文脈を無視し，叙述的リーズニングをまったく使っていません．車いすの車輪に左手が巻き込まれることがあるから病態失認，すぐに泣き始めるから感情失禁，トイレで転落する危険があるからトイレ動作訓練，トイレ動作自立のためには筋力トレーニングと考えるのは，手続き的リーズニングです．手続き的リーズニングだけでは作業療法プロセスを進めることができません．

　意図的関係性モデルで考えると，指示的モードしか使っていません．これでは人間関係を築くことはできません．香川さんが「この手，動くようになるかなぁ…」と聞いたとき，「少し難しいと思います」と答えた作業療法士は，関係性構築のためのモードを使っていません．自分の見解，一般的な見解を述べただけです．共感モードを使うなら「そうですね．動くようになりますかね」と言ったり，協働モードを使うなら「こうしたら動くかなと思ってやっていることがありますか」と聞いたり，代弁モードを使うなら「リハビリをしていても思うような成果がでませんかね」と言ったりできるでしょう．

　作業療法室の机の上で粘土を丸めることと，釣りに行く準備の一つとして餌を丸めることは，動作は似ていますが，作業のトランザクショナルモデルで考えると別物だということがわかります．文脈が異なれば，違う作業になるのです．

筋力トレーニング中にクライエントが世間話を始めたとき，作業療法士は叙述的リーズニングを使うチャンスでした．作業療法士は，共感，代弁，協働などのモードを使って，クライエントとの関係性を築くことができたかもしれません．そうすれば，「尿器を使っている場面を見させてください」と頼むこともなかったでしょう．

⚑ 事例 11　そろばんの先生

　80 代の山口さんは，そろばん教室を 60 年以上も営み，圧迫骨折でリハビリテーション病院に入院する直前まで，地域の子どもたちにそろばんを教えていました．しかし，入院後は痛みが伴いベッド臥床が続きました．歩けるようになり，自宅退院が近づいてきたある日，再び痛みが出現，圧迫骨折の診断が出ます．作業療法士は山口さんが入院時から，息子が後を継いでいるそろばん教室の手伝いをすることを，退院後の目標にしていることを知っていました．なので，山口さんが絶望と共に，何もできない病人としての役割を担い，自ら，そろばん教室への復帰を諦めてしまわないか，気になっていました．同時に，山口さんが入浴後に化粧水で肌の手入れをしていたり，持ってくる洋服がカラフルでおしゃれだったりしていたことにも着目していました．作業療法士は，すでに行っていたインタビューから，山口さんがそろばんを行ってきたことや，先生を務めるうえで，身だしなみや服装に気をつかうことには意味があり，とても大事なこと，と語っていたことを思い出していました．なので，作業療法士は，山口さんがベッドからなんとか起き上がって車いすに座ったあと，必ず洗面所の鏡の前に案内しました．「山口さん，髪が乱れているので，ちょっと直しましょうか？」と言って，山口さんの櫛を渡すと，「誰も見てないのにね」と言いました．作業療法士は，「山口さんが先生をされていたときには，毎日こうして整えていたんですものね．整っているほうが山口さん素

敵だと思います」と伝えると，「ふふふ」と笑いました．また，入浴前に部屋を尋ね，「どの洋服に着替えますか？　この色，素敵ですね！」と，山口さんと一緒に服の選択を行うことを続けました．そして，「山口さん，化粧水はお持ちになりましたか？」と尋ね，「いつまでもお美しくいてくださいね」と伝えました．病棟スタッフや，他のセラピストにも，山口さんが身だしなみを大事にしていることを伝え，整髪や服の選択，化粧水での手入れが大事で意味を持っているので，作業療法以外の時間でも行ってほしいことを伝えました．

　また，そろばんについては，山口さんにそろばんを教えていただけないかをお願いしました．運動や ADL 練習とともに，山口さんと話し合いながらそろばんに関わる時間の割合を決めました．教室では，そろばんをどのように教えていたのかを聞きながら，山口さんが少しでも，教室の先生として役割を担っていたときのことを思いだしてもらえるように努めました．時間が経つと，山口さんの指導に厳しさと優しさが見られるようになりました．作業療法士自身も，山口さんの本当の生徒のような気持ちになってきました．

　山口さんは家族に白髪を黒くする化粧品や，そろばんのドリルを持ってくるように頼むようになりました．痛みがあるときには，マッサージや痛みが出現しない動作方法の学習を行いましたが，作業療法士の頭の中では，山口さんがどうやったら再び，身だしなみを習慣とし，そろばん教室の先生として復活できるのか，ということを考えていました．その後，山口さんはウォーカーで歩けるようになり，自宅へ退院しました．

　作業療法士は山口さんへの関わりが，独善的で押しつけになっていないか気になっていたので，退院した後，山口さんに入院中の関わりについて，聞いてみることにしました．山口さんの住まいは 2 階であり，階段昇降機を家族の介助で使用し，デイサービスへ通っていました．残念ながら，そろばん教室の先生を続けることはできませんでした．山口さんは入院中の

身だしなみ活動に対して,「周りの人に,あの人,年とってるのに何やってんの? って言われないか心配だった.でも,みんなから肌がもちもちだって言われて良かった.今までやってきたことだったから病院でも続けようと思った.手順として身だしなみを整えてきたことが退院してからも続く気持ちにつながっている」と語りました.そろばん活動については,「教えに行こうと思っても,一人で1階には降りられず,入院中の活動はつながっていない.病院で働くスタッフは忙しいから教えることは難しいけど,教えた人が真剣に考えているときはやって良かったと思っている.運動中心のリハビリだったら,早く帰りたいと思っていた」と語りました.

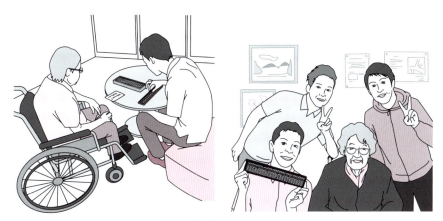

そろばん教室の山口さん

解説

　この事例で作業療法士は,山口さんにとって重要な作業をすぐに見つけました.そして,環境を整えて,入院中でも退院後もその作業を継続できるようにしました.さらに,クライエントが退院した後,自分が行った作業療法の成果を確認しています.こうした一連の作業療法プロセスは,クライエント中心,作業焦点,作業基盤の実践であったということができます.叙述的リーズニングを中心に,手続き的リーズニングや相互交流的

リーズニングも使っています.

作業療法プロセスの特徴	事例での該当箇所
クライエント中心	山口さんの作業の文脈を理解し，山口さんと話しながら進めた
作業焦点	会話や絵カード評価法を使って山口さんの作業を評価した．身だしなみを整える，そろばんを教えるという作業に焦点を当て続けた
作業基盤	入院中も山口さんが化粧水をつけたり，整髪したりする機会を作った
作業のトランザクショナルモデル	山口さんから話を聞き，作業を取り巻く文脈を理解するよう努めた．病棟スタッフや他セラピストに山口さんの作業の重要性を教育し，社会的環境を調整した
叙述的リーズニング	山口さんの生活習慣やそろばん教室への思いを理解するために話を聞いた
手続き的リーズニング	圧迫骨折の回復を促す運動や ADL 練習を行った．再発予防のための休憩の取り方，姿勢や動作を指導した
相互交流的リーズニング	そろばんを教えてほしいとお願いした
励ましモード	「整っているほうが素敵だと思います」「いつまでもお美しくいてくださいね」と山口さんが身だしなみを整えることをサポートした
協働モード	「どの洋服に着替えますか？」と山口さんの参加を促した
成果の確認	客観的には退院後の山口さんの状況を知り，主観的には山口さんからコメントを得ることで，作業療法の成果を確認した
作業ストーリーテリング	教室でそろばんをどのように教えていたのかを聞き，先生をしていたときのことを思い出す機会を作った
作業ストーリーメイキング	作業療法士が生徒になり，山口さんが先生になる経験を作りだした

🚩 事例 12　日常を楽しくするには

　知的障害の診断がある高校生のまあちゃんは，小さいころに気管切開をしていたため，スピーチカニューレで，単語で言葉を発しました．ぎこちないながらも歩いたり走ったりすることができ，放課後等デイサービスを利用していました．作業療法士は，放課後等デイサービスが，教育の場である学校や家族との時間を過ごす家庭とは異なり，余暇活動を過ごしつつ

も，人との関わりや遊びを通して，多くのことを学べる場であると考えていました．そこでまあちゃんの強みと課題を，デイ，学校，家庭といった異なる場での様子とともに考えることにしました．まあちゃんは，デイでは大人の職員と関わることや音楽を聞いてリズムを取ることが好きです．

　まあちゃんが特別支援学校からデイサービスへやってくると，玄関に荷物を置き，靴は脱いだままです．笑顔ではあるものの，挨拶のために目線を合わせたり，手をスタッフと合わせたりする場面は見られずに，お気に入りの職員のところへ走っていきます．来所したら，連絡帳を出して，手を洗うという期待されていることに応じる場面も見られませんでした．言葉で注意をしても，その状態は変化せず，厳しい態度をとると，泣いて暴れることもあり，スタッフが代わりに靴やかばんの片付けをやってあげる状態が続いていました．お母さんは，まあちゃんは高校生なので，挨拶や片付けをできる必要があると考えており，スタッフも，まあちゃんができたほうが良いと考えていました．

　作業療法士はまあちゃんの強みは，お気に入りのスタッフと関わり，おどけて笑わせてみせることが好き，感情表現が豊かなことだと思いました．作業療法士はまあちゃんと一緒に音楽を聞いてリズムをとったり，一緒にふざけたり，まあちゃんの好きなことを共有することに努め，関係性の構築や，さまざまな強みの発見を目指しました．同時に，まあちゃんが課題に対し，どの程度，適応することができるのか確認する必要がありました．そこで作業療法士は，まあちゃんが来所したら，すぐに目を見て「こんにちは！」と伝え，手を合わせての挨拶や，スピーチカニューレで「こんにちは」と伝えてもらう機会を作りました．靴を脱ぎ始めたそばから，「まあちゃ〜ん，くーつを片付けよう！♪」とリズムをとりながら，まあちゃんの手を靴に持っていき，下駄箱に入れることを促しました．すぐに，「つーぎは，連絡帳っ！♪」と歌のように言いながら，手拍子をして，連絡帳をかばんから出すことを促し，時には，「次はなーんだ？」と尋ねてみた

り，手洗いで手を濡らす程度で終わらせようとするときは，一緒に踊りながら10秒数え，手を十分擦り合わせるよう促しました．また，上手にできたときには，一緒に「いえーい!!　大きなまるっ！」と賞賛し，ハイタッチをしました．

　変化を見ていくと，挨拶に関しては，機会を作ればまあちゃんもすぐに期待されていることを理解し，笑顔で目を合わせ，スタッフと手を合わせたり，「こんにちは」を伝えたりすることができる，ということがわかりました．一方，靴やかばんの片付け，連絡帳の取り出し，手を洗うに関しては，完了するまでに時間を要し，工程を省略することも多くありました．しかし，誰にだってルーズになりたいときもありますし，日によっては気持ちが不安定だったり，学校から解放されてスタッフと遊びたいときもあると考え，その過程の中で，それでもまあちゃんにだったらできるような工程を，そのときの文脈で判断し，難易度を調整しながら継続していきました．学校では，するべき課題を行えず，泣いて騒ぐことが問題となっており，お母さん自身も気持ちが落ちつかないという情報がありました．なので，送迎の際には，お母さんに必ず，今日のよくできたことや楽しそうにしていた場面を具体的に伝え，課題があってもそれを肯定的に受け止めながら，より良い方法を探っていくことを伝えることに努めました．3カ月後，波はありましたが，まあちゃんはおおむね，来所後に期待されていることを行うことができるようになりました．時には，玄関で立ったまま，疲れているようにしているときもありましたが，「はい，靴を片付けて」「次は何をすればいいですか？」と言葉で促すだけで，行為を開始することができるようになりました．そして，他のスタッフも，作業療法士の声の掛け方や，スタッフが全部やってしまうのではなく，工程に分けて指示を出す等，支援の方法にバリエーションが出るようになりました．デイの責任者とは，まあちゃんの良い変化を共有するよう努めました．学校との連携は，今後の課題として残りました．

解説

　作業療法士は，人と環境と作業の相互関係の中でクライエントの行動を考えるという作業療法理論を使うので，心身機能がわかったからといって，どこでも作業ができるとは考えません．まあちゃんは，ぎこちないながらも歩いたり走ったりできるから，高校生だから，挨拶や片付けをできるはずだという考えは，作業療法理論からは生まれないのです．

　トップダウンアプローチを使うと，まあちゃんが期待されている挨拶や片付けという作業がトップとなるので，その様子を観察することになります．まあちゃんは，デイサービスに来所したとき，靴は脱いだまま，挨拶もしません．一方，笑顔を見せ，お気に入りの職員の所へ行きます．作業療法士は，まあちゃんの強みを社交性の高さだと考え，環境と作業を調整します．

　まず作業療法士は，自分がまあちゃんにとってお気に入りの職員になろうと，音楽を聞いたり，ふざけたりしてまあちゃんの好きなことを一緒に行いました．次に，リズムをとりながら，歌いながら，挨拶と片付けの工程を進めました．こうすることで，同じ動作が要求される作業であっても，作業の意味を変えることができるのです．まあちゃんにとっては，デイサービスでの活動の開始時に行うべき儀式が，遊びの一つに変化したことでしょう．さらに，作業療法士は，他スタッフにもこの関わり方を伝達し，連絡帳を使い，作業ができるように社会的環境を調整していったのです．

🚩 事例 13　世界を広げた SNS

　30代の長崎さんは男性で，10代のころに脊髄小脳変性症と診断されました．学校は休みがち，家に閉じこもるようになり，家族以外との交流はなくなりました．リハビリテーション病院で出会ったときには，歩くことは難しくなっており，車いすでした．首を支える力も落ちていて，いつも，

うつむくような姿勢になっていましたが，必要なときには，なんとか顔を上げて前を見ることはできました．言葉を話す筋肉にも影響があり，ゆっくりと単語を吐き出すように喋りましたが，聞き取りづらく，時々，聞き返す必要もありました．入院の目的は，現在どのようなことができるかの確認と在宅調整ということでした．一方，本人に希望や目標を聞いても，無言になり，「わからない」と振り絞って言うことぐらいでした．

　作業療法士は，長崎さんとの目標を一緒に考えていくことや，関係性を築くために，長崎さんが今までどのように時間を過ごしてきたのか，どのようなことに興味があるのかを知る必要があると考えました．病院に毎日来ていた長崎さんの母親からは，長崎さんが家の中でゲームをやり，アニメやマンガを見ていた，人と関わることはあまり得意ではなかった，ということを聞きました．長崎さんの病院での余暇時間を見ていると，首から下げた手元の携帯，今のようなスマートフォンの時代ではなかったので開閉式の携帯でしたが，よく眺めているのを見かけました．関わりの中でゲームやアニメのことを聞くと，うなずいたり，キャラクターを見せてくれたり，言葉の代わりに携帯で文章を打って，見せてくれたりしました．介入時間ではないときにも積極的に部屋へ行って声をかけたり，事前に調べていたゲームやアニメのキャラクターのことを長崎さんに聞きに行ったり，短時間でも関わる機会をたくさん作りました．そのような関わりの中で，病気が進行し，顔を上げ続けることが難しくなり，好きなゲームを続けられないことが長崎さんの感じている問題としてわかってきました．

　作業療法士は，関わりの中で，長崎さんが言葉以外の方法で人と関わる機会を作ること，ゲームをできる可能性を見つけていくことが必要だと考えました．また，病院の余暇時間に，自室で携帯を操作しているよりも，さまざまなスタッフや利用者さんたちがいる，リハビリ室にいるほうが良いと考えました．そこで，パソコン操作ができる方法を考え，トラックボールというボールを指で転がすだけで画面のカーソル操作ができるデバ

イスを用いて，前もって見てみたいと言っていたウェブページを閲覧することを行いました．長崎さんは人差し指でトラックボールを転がす際に，時間は少々かかりつつも，カーソルを動かし，クリックすることができました．画面を見る際に顔を上げることが大変そうでしたが，本人は大丈夫と言いました．時間がたつと，トラックボールの操作を休みながら行うようになっていました．そこで，手首から前腕部にタオルを敷いて，手の安定性を図りました．疲れを助長し，継続できなくならないよう，あらかじめ，本人と見たいウェブページを確認し，こまめに休息を取りました．顔を上げ続けられるための首に巻いて顎を支える装具も試しましたが，長崎さんは邪魔だから嫌だと言いました．長崎さんはすぐに操作環境に慣れ，ゆっくりとですが，今までやったことのなかったインターネット閲覧ができるようになりました．余暇時間は主に，インターネットで，ゲームやアニメに関するページを見ていました．そこで次に，当時はやっていたソーシャルネットワーキングサービスを提案し，「やってみませんか？」と尋ねると，嫌そうな顔はせずにうなずきました．

　作業療法の時間は，パソコン操作と記事の作成を行うことにし，長崎さんに確認をしながら進めていくことにしました．長崎さんはパソコンだけでなく，携帯でも SNS の記事を書くようになりました．言葉でのコミュニケーションではわからない，長崎さんなりの文の様子や表現から，長崎さんの人柄が想像できました．プロフィールの写真も，はじめは作業療法士との後ろ姿の写真でしたが，自分のお気に入りのキャラクターの写真に自分で変更していました．家屋評価では，他の ADL 課題と合わせ，ゲームを行いやすくするための環境設定を行い，高さを変えられるカットアウトテーブル，テレビの置いてある台の高さ調整を行いました．その後，退院し，ゲームを自宅でも続けて行えるようになりました．病気の進行で，課題が出てきたときには，リハビリテーション病院への入院を希望し，入退院を繰り返す中で，多くのスタッフが長崎さんとの関係性を築きなが

ら，長崎さんのできるようになりたいことや，できるようになる必要のあることに挑戦する環境を構築していくことができました．

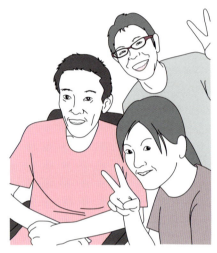

リハスタッフと長崎さん

|解説|

　情報技術（Information Technology）が進んで，コンピュータやインターネットを利用すれば，さまざまな作業ができる時代になっています．作業療法士は，IT専門家ではありませんが，ITによりクライエントの作業が拡大するなら，ITを大いに活用すべきです[5]．IT関連の作業が重要となるクライエントのほうが，作業療法士よりもITに強いことはよくあります．このような場合には，作業療法士はクライエントから，IT関連の知識や技能を学ぶことができます．また，作業療法士の周辺には障害者のためのアクセシビリティに関連する情報がたくさんあります．こうした作業の可能化のための資源を探し，結びつけることが作業療法士の仕事になります．

---

5) World Federation of Occupational Therapists：Position statement on use of social media. https://www.wfot.org/resources/use-of-social-media〔世界作業療法士連盟（吉川ひろみ訳）：世界作業療法士連盟の声明書．http://www.joted.com/〕

長崎さんはパソコン，トラックボール，カットアウトテーブルなどによって，インターネットの情報やゲームを楽しみ，SNSを使って自己表現することができるようになりました．作業療法士は，長崎さんと一緒に，どの道具をどのように使うかを試しながら，長崎さんが選び，決めることを促しました．

🚩 事例14　デイサービスで作り上げた個人の日常

宮崎さんは80代の男性で，腫瘍を取り除く手術の際の後遺症で四肢麻痺があり，デイサービスでは車いすに乗っていました．左手で太柄のついたフォークを持って食べ物を口に運んだり，持ち手の大きなコップを持って飲み物を飲んだりすることはできましたが，自分で車いすをこぐことはできず，人に頼まないといけない状態でした．作業療法士は宮崎さんが来所してすぐに，硬くなっている筋肉をマッサージしたり，食事の際に手を伸ばし，スプーンやコップを口まで運ぶことができるよう，残存筋力向上を行ったりしていました．しかし，それが終わるとまもなく，宮崎さんはベッドに横になり，昼食を食べた後も再び夕方までベッドで時間を過ごしているので，作業療法士は疑問を感じました．宮崎さんに尋ねると，「お尻が痛い」というので臀部への圧を確認すると発赤があり，尾骨や坐骨部への圧迫が大きかったことがわかりました．なので，ケアマネジャーへ相談し，後日，福祉用具担当者が，より除圧効果の高いクッションを持参しました．作業療法士は，車いすのバックサポートやフットサポートを宮崎さんの丸くなった背中や新しいクッションの高さに合わせて調整を行いました．宮崎さんは最終的にお尻への痛みはなくなり，以前よりも楽に前を見上げることができるようになりました．

しかし，その後も宮崎さんがベッドで寝ることはなくなりませんでした．他の介護スタッフは，「宮崎さんは疲れやすいんだね」と考えていまし

た．作業療法士は宮崎さんとの世間話を通して，宮崎さんが公務員として働きながら，バレーボールに夢中になっていたこと，その一方で，人とワイワイ騒ぐよりも，人間観察をしながら一人ゆっくりとお酒を飲むほうが好きということは知っていました．しかし，宮崎さんが今どのようなことに興味を持ち，挑戦してみたいと思っているかはわかりませんでした．作業療法士は，宮崎さんが何かやってみたいことを通して，寝る以外の選択をできるよう，環境を調整していくことができないか考えました．そこで，限られた環境や時間の中であっても何かできることはないか，宮崎さんと一緒に探してみることにしました．

　面接の中で宮崎さんは，「別にやりたいものはない」と言いましたが，興味のあることについて話していく中で，散歩を通して自然を静かに鑑賞すること，新聞を読むこと，コーヒーを飲むことに興味があり，やってみたいと語りました．そこで作業療法士は，マッサージや筋トレの後，宮崎さんとデイサービスにある屋上庭園を散歩してみることにしました．作業療法士も気づきませんでしたが，雲が晴れていると富士山が小さく見え，空を見上げると，小さな飛行機がどこかへ飛んでいくのが見えました．宮崎さんもほほえみながら見上げました．「どこに向かうのかねえ～」「風が気持ちいいねえ」「人間にとって自然に触れるってのは大事だよねえ」と言いました．屋上散策が終わると，作業療法士は新聞を読むか尋ねました．宮崎さんは新聞を受け取り，左手でページをめくり，入浴までの数十分間，読んでいました．昼食後にある介護職によるレクリエーションには毎回参加しない宮崎さんでしたが，「遠くから眺めてようかな？」と言ってくれました．そこで作業療法士は，宮崎さんが好きなコーヒーを飲みながら，レクリエーションで賑やかな光景を眺められるよう環境を調整しました．約1時間のレクリエーションの後はおやつの時間．その後，1時間程度で帰る時間になりました．次の週以降も，同様の流れを提案し，疲れていないか，退屈になっていないか，ベッドで寝る選択肢も提示しながら様子を見

ていきました．眺めている時間では，宮崎さんのことに関心をもつ他の利用者が声をかけてきたり，介護スタッフが「今日も起きてるね！」と声をかけてきたり，人との交流が自然と生まれました．時には，コーヒーミルで作業療法士と豆を挽いて，挽きたてのコーヒーを他の利用者や介護スタッフに「ごちそうする」ことも行いました．最終的に，宮崎さんは来所後に運動を行い，屋上庭園を散策した後，新聞を読み，入浴，昼食，そしてレクリエーションを眺めながらコーヒーを飲んでくつろぎ，おやつを食べて帰るという流れが習慣化しました．

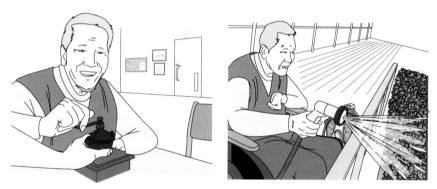

コーヒー豆を挽いたり，屋上庭園を散歩する宮崎さん

解説

　手術の後遺症で四肢麻痺がある高齢者が，デイサービスで横になっていることを問題だと捉える理由はいくつかあります．一つは，本人の意志に反してそうせざるをえない場合です．座るとお尻が痛いから横になっているという状況は，座面クッションやポジショニングの調整で改善できる可能性があります．作業療法士は，快適な座位姿勢を考案するための知識と技能を使いたくなります．座位での苦痛が除去されれば，クライエントは横になるか座っているかを選ぶことができます．

　横になっていることを問題だと捉えるもう一つの理由は，人は誰でも作

業を通してより健康になれるという作業療法士の信念から生まれます．障害があるし，高齢だし，疲れているのだろうし，本人もやりたいことはないと言っているし，横になっていてもいいじゃないかという考えに，作業療法士はなかなか賛成できません．宮崎さんは元公務員で，人間観察しながらゆっくりとお酒を飲むのが好きだったことを知ると，宮崎さんのこれまでの人生におけるテーマを，デイサービスでの時間の中に組み入れていきたくなります．宮崎さんの人生を，ストーリーとしての流れを継続させたいと考えるのです．そして宮崎さんは，散歩をして，新聞を読み，コーヒーを飲みながら人間観察をするようになりました．

　作業を通してよりよい存在になることができると信じる作業療法士は，どの作業をどのように行うかに着目します．そして，その作業は複数あり，その作業の組み合わせや，その作業を行う環境によって，作業の効果が異なる様子を確認します．作業は心身機能を回復させるかもしれないし，回復させないかもしれない．作業はクライエントを取り巻く環境を変えるかもしれないし，変えないかもしれない．作業はクライエントの人生の一貫性を強めたり，新たな展開を導いたりします．私たちはこの世に生まれて，この世を去るまでの間に，さまざまな作業を行います．どの作業をどのように行うかが，自分自身の人生のありようを決めているのだから，その作業を丁寧に捉える視点を作業療法士がしっかりと持ち，多くの人にこのような視点があることを広めていきましょう．

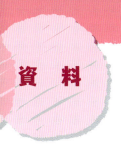

資 料

各プロセスモデルの比較

名称	作業療法介入プロセスモデル (OTIPM) 改訂版[1]	OTIPM[2]	カナダ実践枠組み (CPPF)[3]	作業療法実践枠組み (OTPF) のプロセス[4]	作業遂行プロセスモデル (OPPM)[5]
開発者	Anne Fisher	Anne Fisher	カナダ作業療法士協会	アメリカ作業療法士協会	Virginia G. Fearing 他
開発年と改定年	2019	2009	2007	2002, 2008, 2014	1997
構成要素	1. 評価と目標設定 1) 最初の情報収集 2) 遂行分析の実行 3) 評価終了 2. 介入：実践モデル選択, 計画, 介入実行 3. 再評価：再評価と成果確認	1. クライエント中心の遂行文脈確立 2. 報告された作業の特定 3. 遂行の長所と問題の明確化 4. 遂行分析 5. 原因の明確化 6. 目標設定 7. モデル選択 8. 計画と実行 9. 再評価	1. 開始 2. 設定 3. 評価 4. 目的の合意 5. 計画 6. 実行 7. 再評価 8. 終了	1. 評価 2. 介入 3. 成果（再評価）	1. 作業遂行の問題の特定と命名 2. 理論選択 3. 要素機能と環境の評価 4. 利点の明確化 5. 目標と計画 6. 実行 7. 再評価

1) Fisher AG, Marterella A：Powerful practice：A model for authentic occupational therapy. Fort Collins, CO：Center for Innovative OT Solutions, 2019
2) Fisher AG：Occupational Therapy Intervention Process Model：A model for planning and implementing top-down, client-centered, and occupation-based interventions. Ft. Collins, CO：Three Star Press, 2009（齋藤さわ子，吉川ひろみ監訳：作業療法介入プロセスモデル：トップダウンのクライエント中心の作業を基盤とした介入の計画と実行のためのモデル．日本AMPS研究会，2014）
3) Townsend EA, Polatajko HJ：Enabling occupation II：Advancing an occupational therapy vision of health, well-being and justice through occupation. Ottawa ON, CAOT Publications ACE, 2007（吉川ひろみ他監訳：続・作業療法の視点：作業を通しての健康と公正．大学教育出版，2011）
4) American Occupational Therapy Association：Occupational therapy practice framework：domain and process 3rd edition. Am J Occup Ther 68（Suppl 1）：S1-S43, 2014
5) Fearing VG, Law M, Clark J：An Occupational Performance Process Model：Fostering client and therapist alliances. Can J Occup Ther 64（1）：7-15, 1997

●著者プロフィール

吉川ひろみ

　国立療養所東京病院附属リハビリテーション学院作業療法学科卒業．奥鹿教湯温泉病院，篠ノ井総合病院で作業療法士として勤務した後，1995 年より県立広島大学（当時，広島県立保健福祉短期大学）に勤務（2004 年より教授）．米国ウェスタンミシガン大学にて修士，吉備国際大学にて博士（保健学）取得．担当科目は，作業科学，生命倫理学など．著書に「『作業』って何だろう 作業科学入門 第 2 版」（医歯薬出版），「作業療法の話をしよう」（医学書院），「保健・医療職のための生命倫理ワークブック」（三輪書店），「カナダモデルで読み解く作業療法」（シービーアール）など．作業遂行研究会会長，プレイバックシアター劇団しましま代表．

鈴木洋介

　国際医療福祉大学保健学部作業療法学科卒業．2005 年よりリハビリテーション病院に勤務し，10 代から 100 歳までのさまざまな利用者の作業について考える機会を得る．デンマーク留学を経て，障害や年齢でクライアントを分けず，地域を軸に，作業に焦点を当てた働き方ができないかを模索．2014 年より，放課後等デイサービス，訪問リハ，高齢者デイサービス，特別養護老人ホームで勤務を続け，現在，首都大学東京作業行動科学分野作業科学修士過程にて，周縁化された人々の作業に焦点をあてた研究をすすめている．日本作業科学研究会会員，作業遂行研究会会員．

プロセスモデルで読み解く作業療法

2019 年 9 月 10 日　第 1 版第 1 刷 ⓒ

著　　　者	吉川ひろみ・鈴木洋介
発　行　人	小林俊二
発　行　所	株式会社シービーアール

東京都文京区本郷 3-32-6　〒 113-0033
☎(03)5840-7561（代）Fax(03)3816-5630
E-mail／sales-info@cbr-pub.com
ISBN 978-4-908083-44-0　C3047
定価は裏表紙に表示

印 刷 製 本　三報社印刷株式会社
ⓒ Hiromi Yoshikawa／Yosuke Suzuki 2019

本書の内容の無断複写・複製・転載は，著作権・出版権の侵害となることがありますのでご注意ください．

JCOPY　＜（一社）出版者著作権管理機構　委託出版物＞
本書の無断複製は著作権法上での例外を除き禁じられています．複製される場合は，そのつど事前に，（一社）出版者著作権管理機構（電話 03-5244-5088，FAX 03-5244-5089，e-mail: info@jcopy.or.jp）の許諾を得てください．

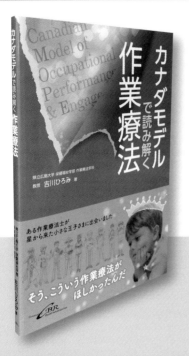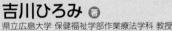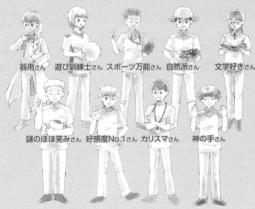